【姿勢矯正エクササイズ】の効果

痛み・しびれ　腰やひざへの負荷が減少し、痛み・しびれを解消・予防します。

こり　余計な筋肉を使う必要がなく肩などのこりがとれます。視力回復効果も。

疲労　エネルギーを効果的に使えるため、疲れにくくなります。

免疫力　免疫力があがり、病気になりにくい体に変わります。

血流　血液が循環し、冷えの解消やロングフライト血栓症などを予防します。

老化　代謝能力が高まり、老化しにくくなります。

転倒　最もバランスがとれた状態になるので転びにくくなります。

美容　アンチエイジング効果で、肌にハリやツヤが出やすくなります。

はじめに

姿勢をよくすると、どんないいことがあるでしょうか。

見た目がいい、というのは、もちろんありますが、それだけが姿勢をよくすべき理由ではありません。

姿勢をよくすることは、すべての健康づくりの土台です。

もちろん、ただ背筋を伸ばせばいいわけではありません。

その姿勢になることによって、最も健康にいい姿勢があります。

それが本書で紹介する「**抗重力姿勢**《こうじゅうりょくしせい》」です。

地球の重力の影響を最も受けないようにつくられた、生物としての人間本来が持つ姿勢です。

自然界の法則にかなった姿勢ですから、**体への負荷は最小**です。

そのため、**しびれや痛み、こりなどが解消される**ほか、実に**さまざまな病気を遠ざけます**。さらには、**老化を最小限にとどめる効果も**あります。

ただ、やっかいなことに、姿勢は自分ではその姿勢がいいか、悪いかがわかりにくいものです。

自分ではよくしているつもりでも、人から見れば、全然そうではないということはよくあります。自分で確認できる客観的な基準が必要です。

そこで本書は、健康にとって最もいい「抗重力姿勢」を紹介し、自分がその姿勢を保てているか、チェックできるポイントをご紹介します。

一方、私たちは、現代ならではのさまざまな生活習慣によって、この理想的な姿勢から、離れていきがちです。

例えば、今や多くの人に普及したスマートフォン。スマートフォンを使用して、前かがみの姿勢でいる時間が長くなると、本来首にあるべき湾曲が次第になくなっていきます。その結果、首周りの筋肉に負担がかかることで肩こり、頭痛、めまい、倦怠感などの原因となります。通称「スマホ病」、正式には「ストレートネック」と呼ばれます。ストレートネックになると、くしゃみのようなちょっとした衝撃でも、むち打ち症を引き起こしてしまいます。

また、多くの家庭にあるソファも、その背もたれが、背骨の生理的湾曲をおかしくする原因の一つです。

こうしたちょっとした生活習慣の積み重ねが、いい姿勢を遠ざけ、重大な健康問題となって、私たちに降りかかってくるのです。

そのような日々の生活習慣の影響を受けた姿勢を簡単に整え、**理想的な姿勢に戻す方法**も本書ではご紹介します。

それが**「姿勢矯正エクササイズ」**です。

1分あればでき、寝ながらでもできる手軽な体操です。

毎日続けることで、自然に「抗重力姿勢」でいられるようになり、健康づくりのよい習慣にすることができるでしょう。

今日から無理なく取り組めます。

早速始めていきましょう。

岩井光龍

まず、理想の姿勢と、理想の姿勢をつくるエクササイズを覚えましょう。
１分で姿勢を矯正できるエクササイズです。
続けることで、理想の姿勢が、自分の普通の姿勢になっていきます。
当たり前になるよう習慣づけましょう。

理想の姿勢とは

「抗重力姿勢《こうじゅうりょくしせい》」という地球の重力に適応した人間本来の姿勢です。骨盤の上に腰から首まで 24 個の骨が積み木のように重ねられ、その上に頭蓋骨がバランスよくのっている状態です。筋肉をほとんど使う必要がなく、体への負荷が最小限だから、負担がかかりにくく疲れません。

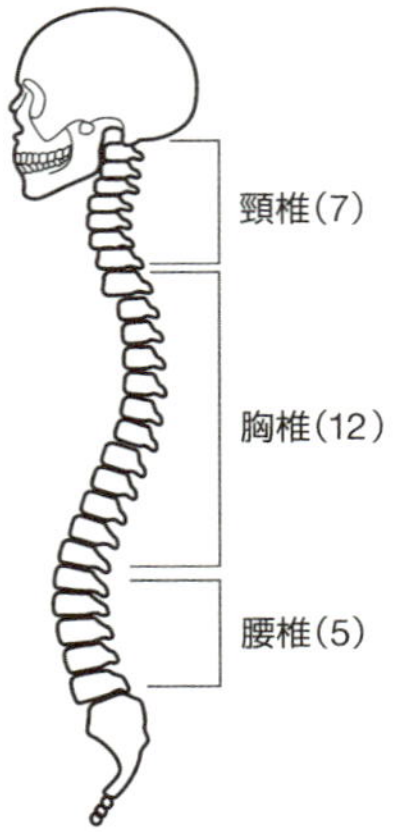

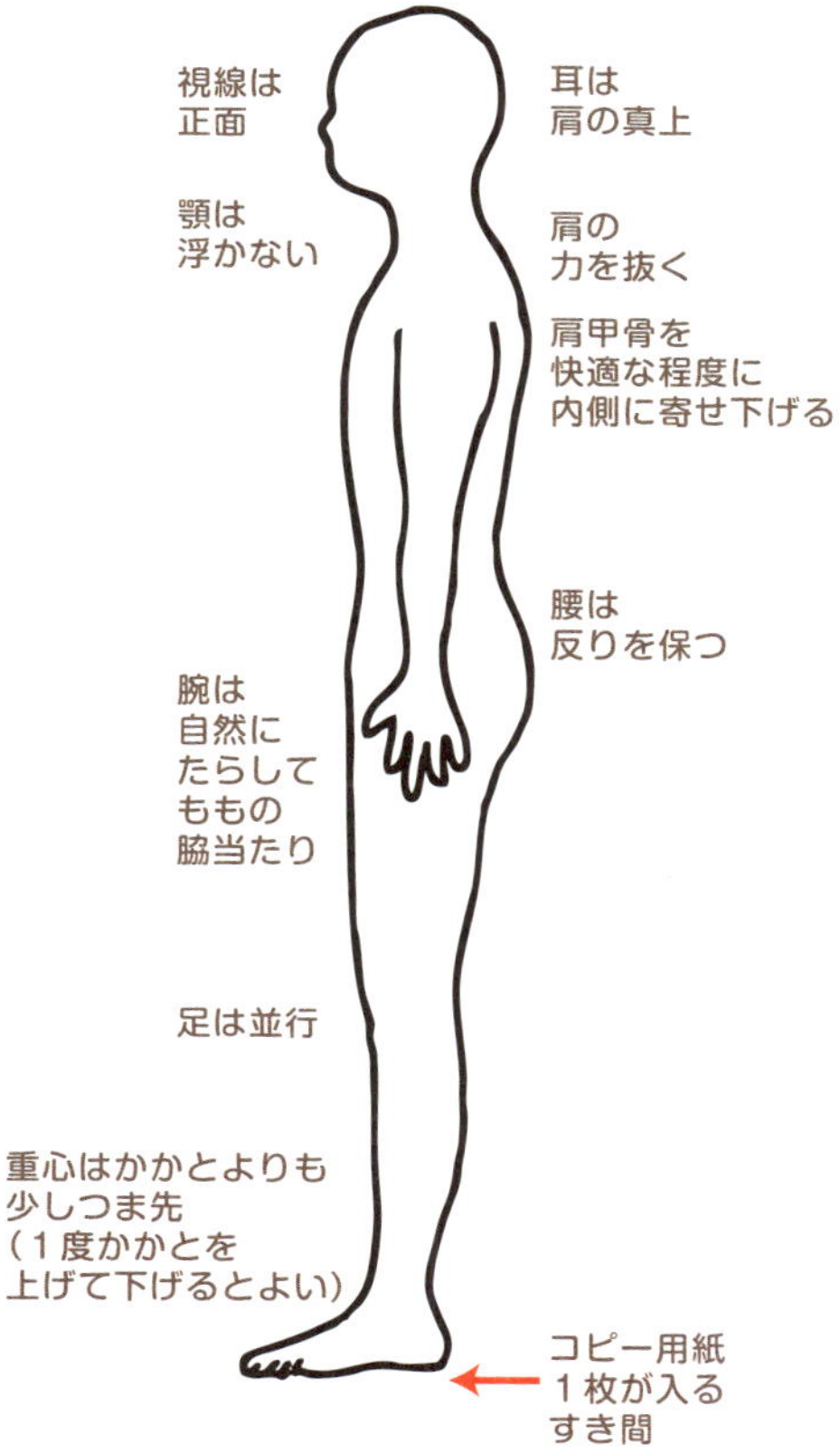
視線は
正面
耳は
肩の真上
顎は
浮かない
肩の
力を抜く
肩甲骨を
快適な程度に
内側に寄せ下げる
腰は
反りを保つ
腕は
自然に
たらして
ももの
脇当たり
足は並行
重心はかかとよりも
少しつま先
（1度かかとを
上げて下げるとよい）
コピー用紙
1枚が入る
すき間

理想の姿勢をつくる
姿勢矯正エクササイズ

①椅子に浅めに腰掛け、楽な姿勢で
膝を少し開き、腕を前に伸ばし、
回内させて手の甲を合わせる。

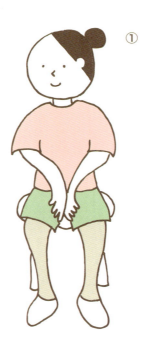

②ゆっくり息を吐きながら、体を前に倒す。膝の間に腕が入り込むくらいまで倒したら、踵を少し上げ、息を吐き切る。ゆっくり息を吸いながら起こしていく。

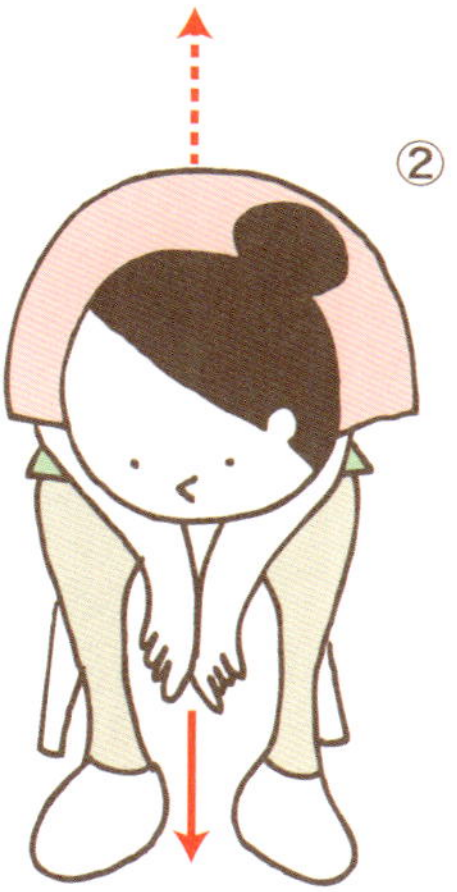

③胸を張り、腹を突き出し、首を前に倒す。合わせていた手の甲を元に戻しながら（回外）、手のひらが上を向くように肘を後ろに引く。つま先を少し上げ、ゆっくり息を吸い切る。

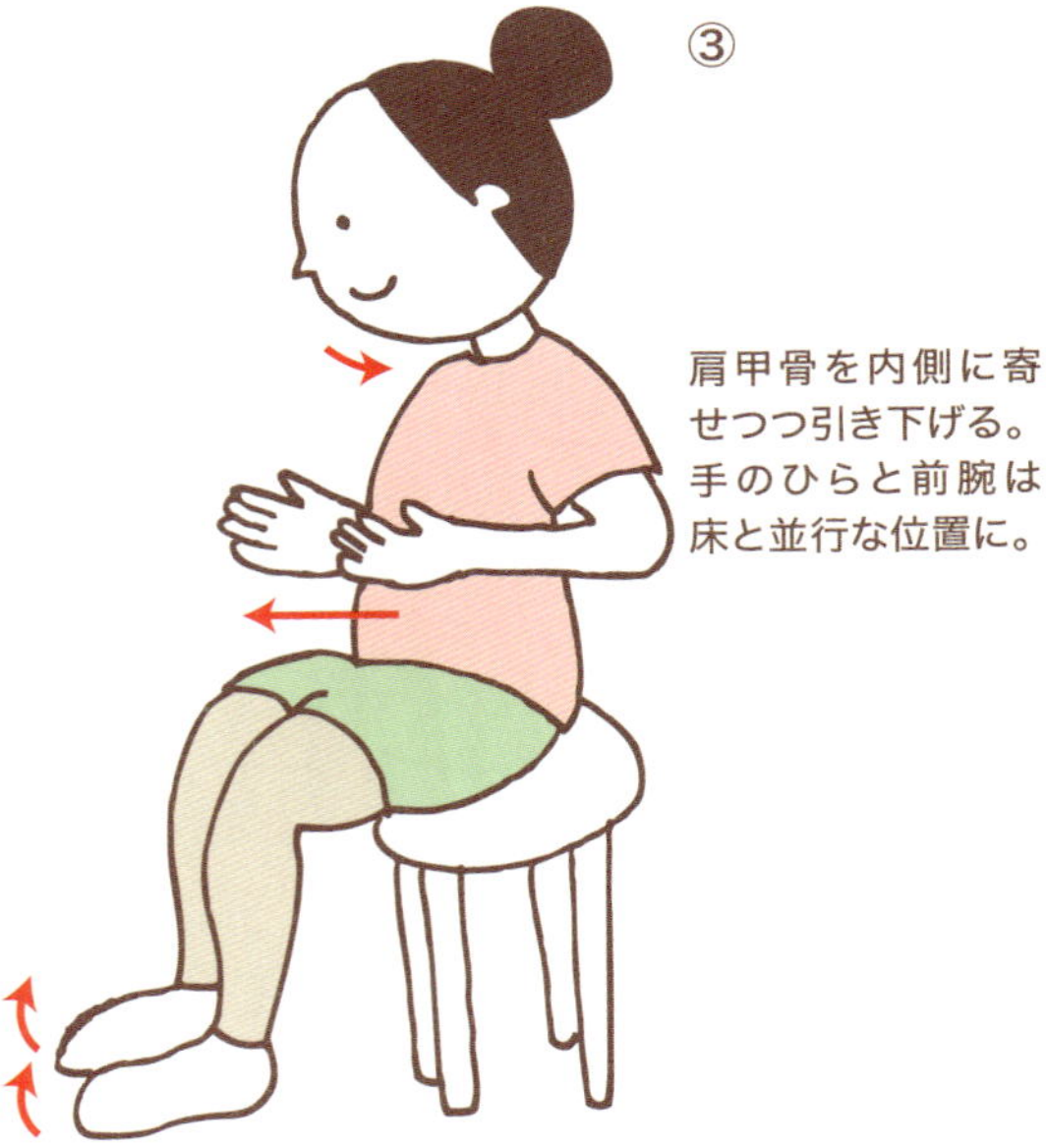
③
肩甲骨を内側に寄せつつ引き下げる。
手のひらと前腕は床と並行な位置に。

④一気に「はーっ」と息を吐きながら脱力して、体を元の姿勢に戻す。①～④をワンセットとして、３回程度繰り返す。

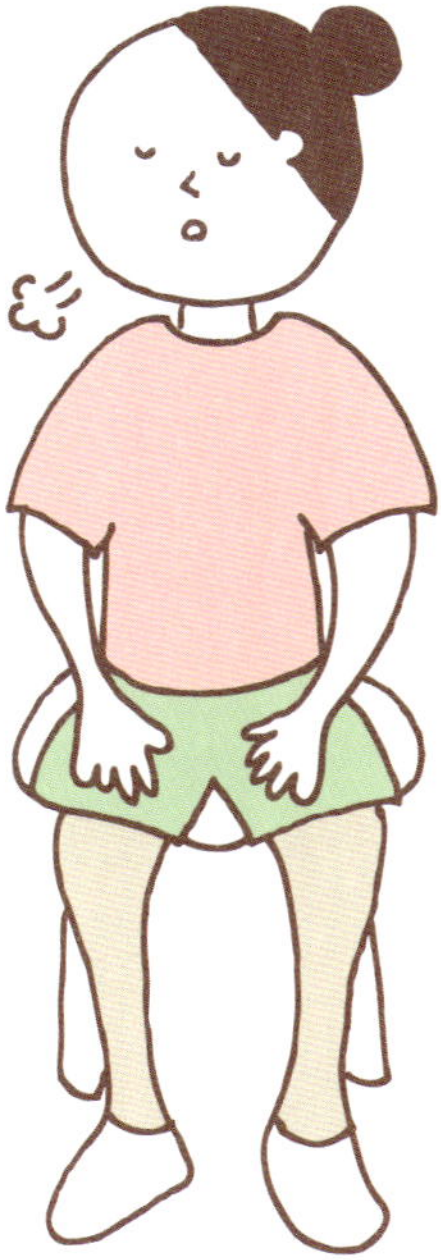

理想の姿勢をつくる
姿勢矯正エクササイズ
（寝ながらバージョン）

①首の下に巻いたタオルを挟み、体をまっすぐにして仰向けになり、リラックスして息を深く吐き出す。

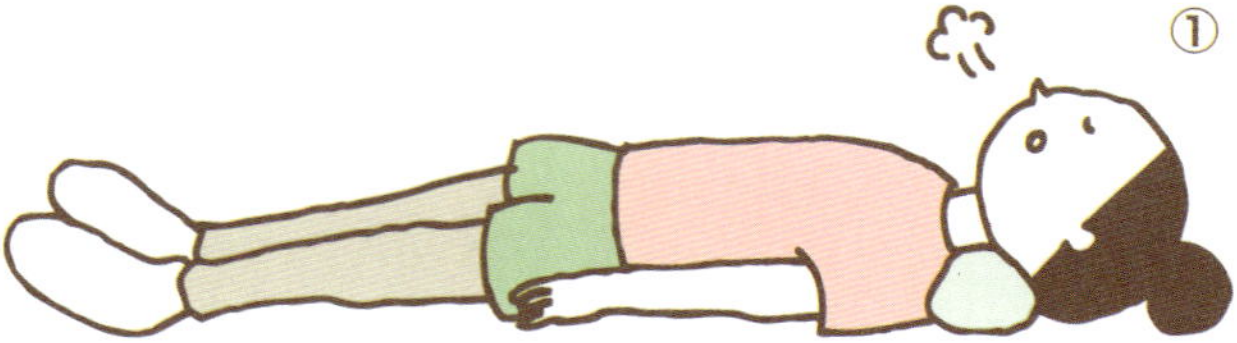

②顎を引き、肩甲骨を内側に寄せつつ
肩を引き下げる。手のひらを顔側に
向け、肘を直角に曲げて後方に引く。

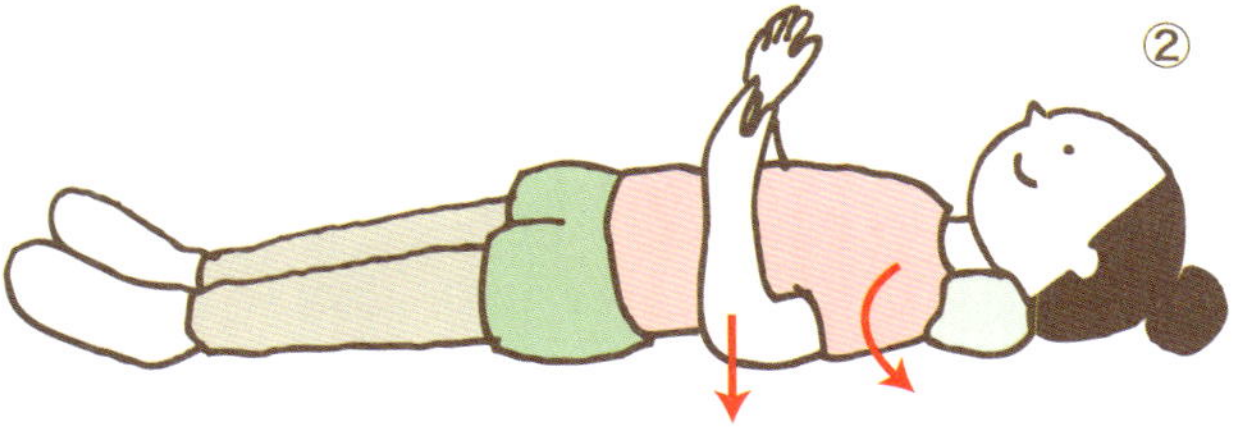

③腰を反らし、ゆっくり息を吸う。つま先を持ち上げ、ゆっくり息を吸い切る。

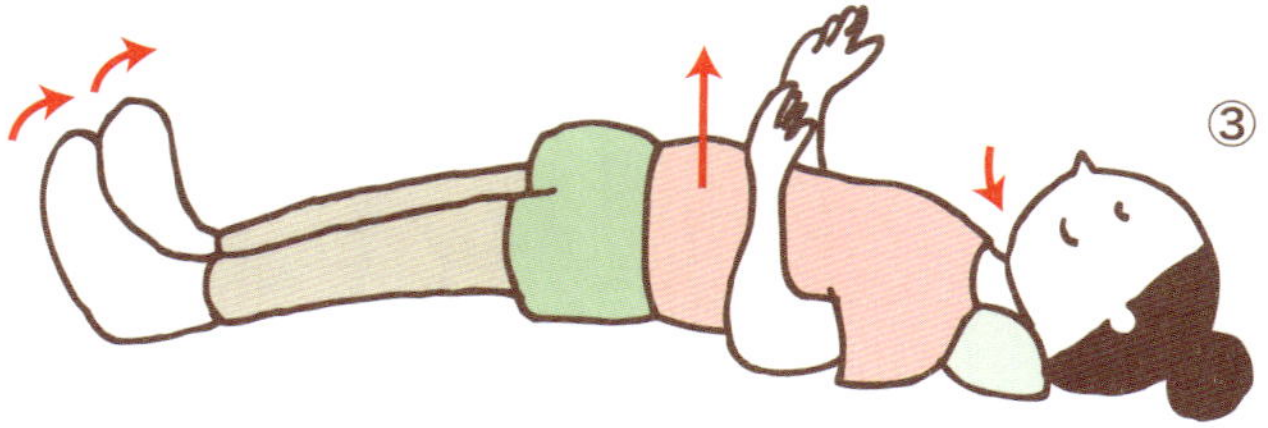

④一気に「はーっ」と息を吐きながら脱力して、体を元の姿勢に戻す。①〜④をワンセットとして、３回程度繰り返す。

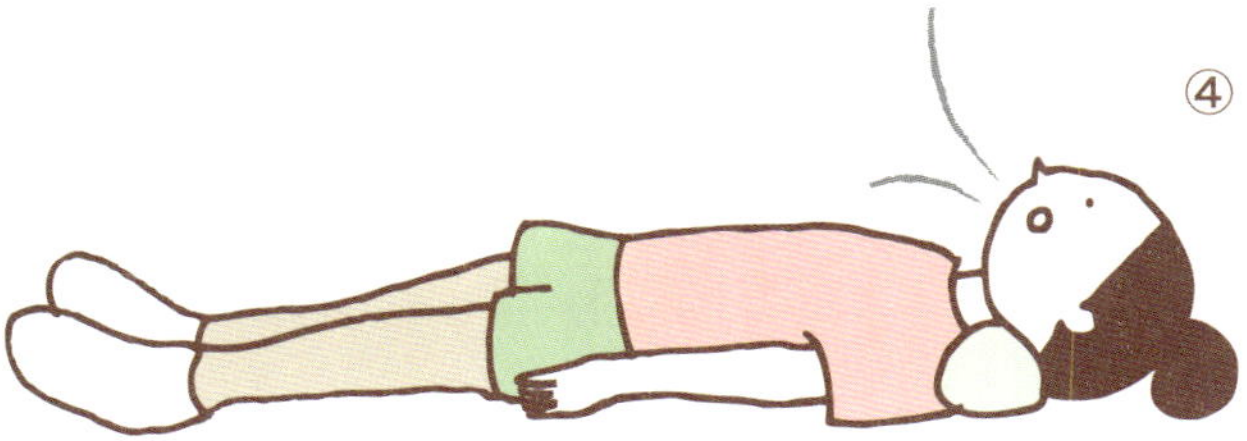

組み合わせると効果大！
頭蓋骨矯正エクササイズ

姿勢を矯正しながら、固くなった目と首まわりの筋肉のコリをとるエクササイズ。脳がスッキリして視力回復効果もあります。

①人差し指でこめかみを、親指でうなじの外側のくぼみを強く押す（「痛気持ちいい」強さで）。

②押しながら真上へ持ち上げ、そのままの状態で30秒経ったら離す。

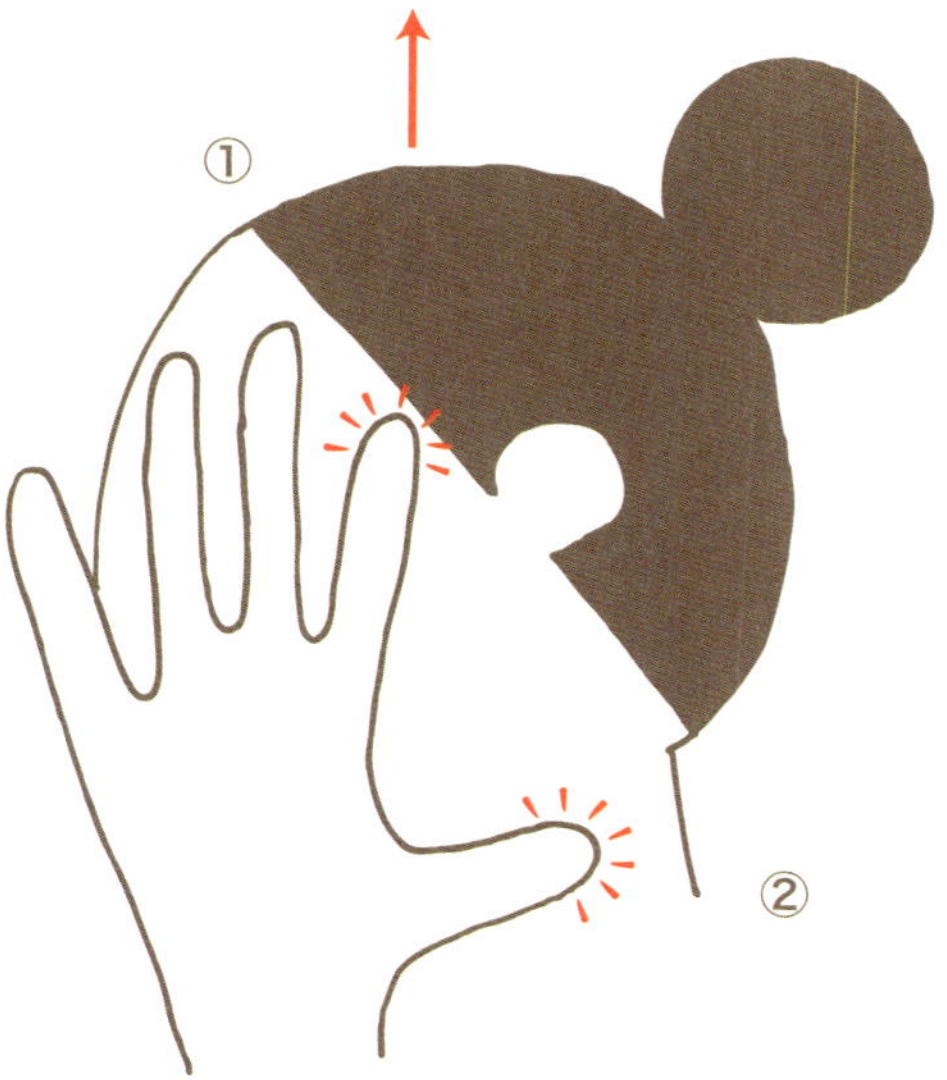
①
②

エクササイズ
をしていると気持ちよくて、
痛かったところを忘れてしまう
ほどでした。
40 代女性

肩が軽くな
り､身長も伸びた気がします。
回数を重ねるごとにだんだん姿
勢もよくなり、今では長時間座っ
てもつらくなくなりました。
20 代女性

長年肩こり
で悩んでいました。続けて
いるうちに、肩の持ちがよくな
りすっきり感が長く続くように
なりました。
30 代男性

反響続々！
「姿勢矯正エクササイズ」体験者の声

腰痛がひどく困っていましたが、寝ながらできるので始めてみました。2週間ほどで、痛みが和らいできたのを感じました。今では何の痛みも感じません。

30代女性

身体全体が固くなっていました。今は、痛みがなく気持ちがよくて身体が軽くなってきました。そして食事がおいしく感じられて太ってしまいそうです！

70代女性

理想の姿勢をつくり
疲れ、痛み、病気、老化を遠ざけて、
健康で美しい体を手に入れましょう

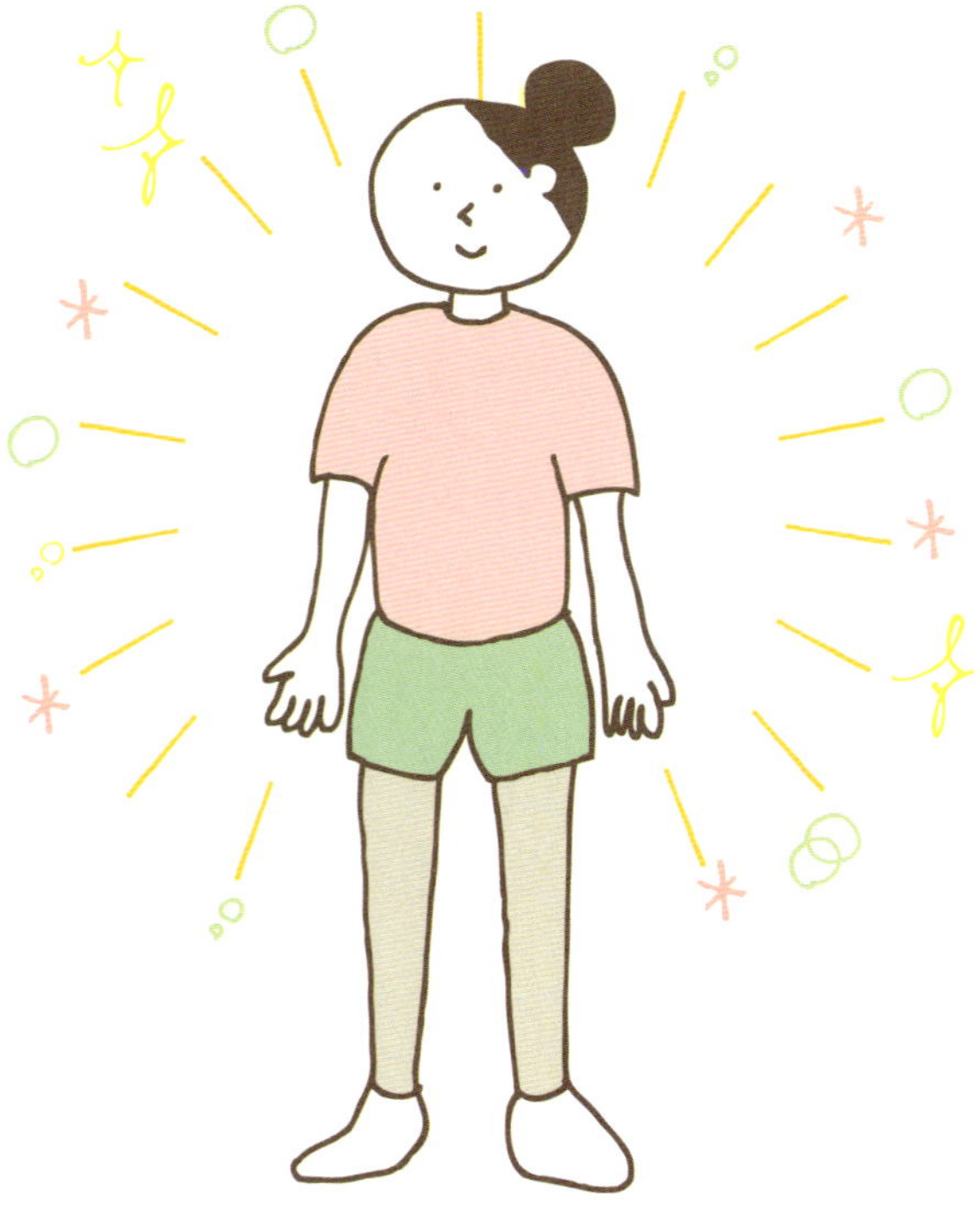

1分で 姿勢がよくなる！

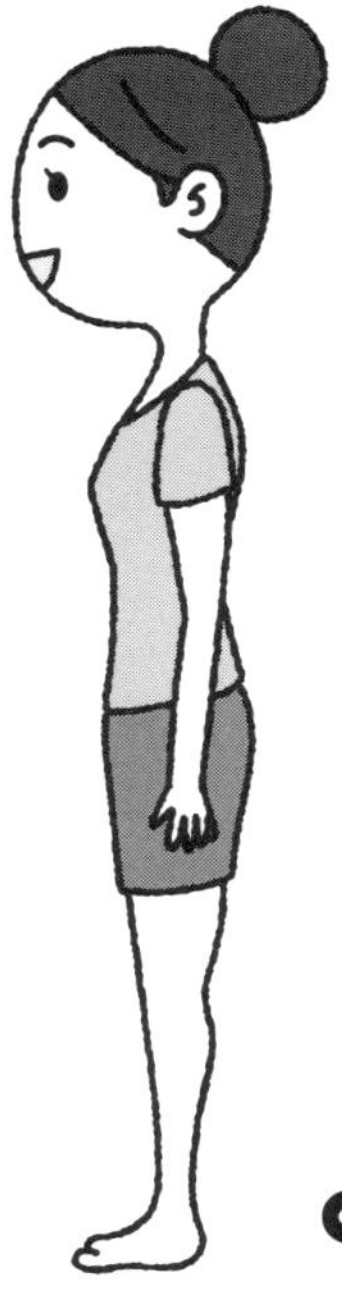

著 岩井光龍

監修 米国公認ドクター 中島旻保

あさ出版

プロローグ　一流の人は、なぜ姿勢が良いのか？ ……… 9
トップアスリートの姿勢 ― 10
「姿勢が大事」はわかるけど… ― 11
姿勢がよいと何がいいのか？ ― 13
世界一のホームラン王が生まれた秘密 ― 15
よい姿勢は、トップアスリートの必須条件 ― 17

第1章　よい姿勢は、老化を防ぐ ……… 21
若く見える人、老けて見える人の違いは？ ― 22
老化＝細胞の劣化 ― 23
健康寿命を延ばすには？ ― 24
よい姿勢が、細胞の劣化を防ぐ ― 26

地球の重力は、老化に関係している 27
重力は体にストレスを与えている 28
姿勢が悪いと老化が進む 30
人体は、重力に適応するように設計されている 32
背骨はなぜ湾曲しているの？ 35
生物の進化が背骨の形を決めた 36
人間の成長と背骨の変化 39
転んだだけで、むち打ち症？ 41
反りを保たないと、腰を痛める 42
反りが失われると、歩けなくなる 44
姿勢が悪いと疲れやすくなる理由 47
よい姿勢＝疲れにくい楽な姿勢 48

第2章 疲れにくい、老いにくい体になる たった一つの習慣

第2章 疲れにくい、老いにくい体になる たった一つの習慣 53
よい姿勢とは？ 54
やってみよう！「姿勢矯正エクササイズ」 56

究極の脱力姿勢を味わう 61
より深い呼吸が身につく 62
寝ながら「姿勢矯正エクササイズ」 63
私たちは、大量の空気を摂取している 68
酸素を取り込むほど、エネルギーは増大する 69
現代人は、呼吸が浅くなっている 70
姿勢を維持する深層筋が、呼吸を支えている 71
腹式呼吸は、効率的で楽な呼吸法 73
姿勢と呼吸の調和が、美と健康をつくる 74
酸素が老化をもたらす理由は？ 76
その昔、地球には酸素がなかった 77
ミトコンドリアが、酸素呼吸を可能にした 79
重力と酸化のストレスにどう対応するか？ 80

第3章 よい姿勢が、エネルギーを増やす 83

ほとんどの物質は酸化する 84
人体のエネルギーは、ミトコンドリアがつくり出す 85

ミトコンドリアが多い細胞、少ない細胞 86
深層筋は持久力、表層筋は瞬発力 88
赤筋が赤く見える理由 89
人体には2種類のエネルギーシステムが備わっている 91
どうすればミトコンドリアは増えるの？ 93
「苦しいけれど快適」な運動が、ミトコンドリアを増やす 94
運動は体に悪い？ 96
背筋を伸ばすとミトコンドリアが増える 100
ランニングも姿勢が大事 102
肩の力を抜くにはどうしたらいい？ 103
エネルギー効率を高めて、老化しにくい体になる 106

第4章 姿勢と脳はつながっている 109

頸椎のゆがみは、脳幹の機能低下をもたらす 110
脳幹の衰えが、脊柱にゆがみをもたらす 114
セロトニンが抗重力筋を増強する 115
脳の覚醒はセロトニンから 118

交感神経をONにする 119
セロトニンは痛みも和らげる 120
3つの物質が、感情をつくり出す 121
脳内セロトニンが不足したら？ 123
セロトニン不足で体は冷える 125
太陽がセロトニン神経を活性化する 127
リズムとセロトニンの関係 129
セロトニンが不足する原因は？ 130
セロトニンの増やし方 138
脳、腸、血管で役割を変える 139

第5章 抗重力姿勢は、がんを予防する 141

私が治療家を志した理由 142
全体を見て、根本治療へと導く 144
東洋医学と古武術活法 146
独自の「AMS療法」を開発する 147
自然治癒力と根本治療 150

代替医療、予防医療ががん患者を減らしている 152
「がん」と「老化」の原因は同じ 153
ストレスがもたらす「細胞の劣化」 155
低体温は、人間の活動力を低下させる 157
体温の低下は免疫力の低下 158
低体温では、細胞修復が難しい 159
がん細胞が好むのは、低体温と酸素不足 161
がん細胞とブドウ糖 162
抗重力姿勢は、美と健康の極意である 164

エピローグ

高齢化と被災地の現状から見えてくる日本人の健康 167
「ロングフライト血栓症」が増えている 168
「姿勢学」を未来に伝える 175

プロローグ

一流の人は、なぜ姿勢が良いのか?

トップアスリートの姿勢

ある武道家がこう言いました。

「一流と二流の違いは姿勢の違いにある」と。

スポーツ競技では、基本姿勢（フォーム）が大切であるという話をよく聞きます。姿勢が正しければフォームが安定し、体をより的確に動かすことができるということは、誰しも納得することでしょう。

イチロー選手の完成された振り子打法（野球）、内村航平選手のつま先までピーンと伸びた伸身姿勢（体操）、松山英樹選手のパワフルで美しいスイング（ゴルフ）…。例を上げたらキリがありませんが、一流のアスリートたちは、誰もが見惚れる美しいフォームを身につけています。

フィギュアスケートの浅田真央さんも、パーフェクトな姿勢が印象的な選手でした。幼少のころからバレエを習っていただけあって、演技中の美しいポジションもさることながら、リンクの外でも背筋がシャンと伸びていつも姿勢がいい。

浅田さんの引退記者会見をご覧になったでしょうか。彼女は座った姿勢も美しく、質問者が変わるたびに体ごと向きを変えて、正面から相手の目を見て真摯に回答していたのが印象的でした。

スケーティングフォームという身体の姿勢、他者への気遣いという心の姿勢。心身ともに姿勢が整っていることも、一流の証ではないでしょうか。浅田さんに限らず、真のトップアスリートたちには、言葉遣いや礼儀作法といった人間としての基本姿勢が貫かれているものです。

「姿勢が大事」はわかるけど…

姿勢が大切であることは、スポーツや武道に限ったことではありません。一流の役者は舞台での立ち姿が美しく、圧倒的な存在感を放っています。能や日本舞踊、歌舞伎といった古典芸能の基本所作も、正しい姿勢から始まります。ダンス、音楽、茶道、華道など、様々な芸の道には「基本姿勢を正す」という共通の基礎技術が要求されます。

松下幸之助さん、稲盛和夫さんなど、一流の経営者も総じて姿勢がよく堂々とした印象があります。企業のトップが猫背だと、やはり絵になりません。政治家、役人、医師、技術者、職人、軍人、守衛…様々な職業においても、その道を極めるための基本要素として、常に正しい姿勢が求められます。

あなた自身も、小さいころから「姿勢を正しなさい」と教えられてきたのではないでしょうか？　誰しも、姿勢が大切なことは何となくわかっています。ところが、姿勢が大事なのはわかっていても、実際に姿勢が整った人にはあまりお目にかかりません。

なぜならば、

①姿勢がよいとはどういうことなのか？
②どんな姿勢がよいのか？

この二つが正しく理解されていないからです。まず①がわかっていないと、②の正しい姿勢を写真などで見せられたとしても、具体的にどうしたらよいのかわかりません。せいぜい「背筋を伸ばしてシャキッとすればいいのか」程度の浅い理解で終わってしまいます。

姿勢がよいと何がいいのか？

本書では、「姿勢がよいとはどういうことなのか？」を一からわかりやすく説明していきます。「よい姿勢」の本質を理解することは、自分の体がどうなっているのかを知ることから始まります。自分について知ること、つまり「自分ごと」として考えることによって、はじめて「よい姿勢」の意味を実感できます。

この理解がなければ、正しい姿勢はなかなか身につきません。天才プロゴルファーの流暢なスイングをみて、その形だけをお手本に真似してみても、そう簡単にゴルフが上達するものではないことは、経験者なら誰でもわかることですよね。

でもここで、「ちょっと待って。私はトップアスリートを目指しているわけじゃないし、とりわけ一流になりたいという野心もないし…。だったら、そんなに姿勢にこだわる必要もないのでは？」と思われた方もいるかもしれません。

そういう方にこそ、「姿勢がよいと何がいいのか？」を伝えたいのです。実際に、「姿勢がよいといいことだらけ」なんですから。

正しい姿勢を身につけるだけで、

- 免疫力が上がり、病気になりにくい。
- エネルギーを効率的に使えるから、疲れにくい。
- 代謝能力が高まり、老化しにくい。
- 気が充実して、ポジティブになる。
- アンチエイジング効果で、肌にハリ、ツヤが出る

「姿勢を正す」という習慣が、あなたに様々な気づきをもたらし、そこから多様な好循環が生まれます。

世界一のホームラン王が生まれた秘密

最初にトップアスリートの話から始めたのは、特殊な訓練と類まれな努力を積み重ねたスポーツ選手の基礎部分には、例外なく「よい姿勢」があるからです。

ホームラン数世界一の王貞治さんが、デビュー当時は三振王と野次られた経験もあることをご存知でしょうか？　大物ルーキーとして期待されて巨人軍に入団したものの、3年目になっても打率は2割そこそこ。まあまあ並みの成績は残してはいましたが、鳴り物入りでデビューした割には結果がついてこない。

そんな王選手が、打撃コーチ・荒川博さんの厳しい指導のもと、一本足打法を編み出してホームランを量産し始めたのは有名な話です。

野球の試合を見ていると、ボールを打つときに手前の足を上げて、さながら一本足打法のように打つ選手もいます。しかし、これは王選手の一本足打法とは似て非なるもの。次元が全く違う打ち方なのです。

他の選手が片足を上げて打つのは、反動をつけて強打するための動作なのですが、王選手が一本足で立つのは、ボールが来るのを静かに待つための動作。ボールを打つ前の一瞬、体の力がきれいに抜けた「静」の状態をつくりだしているのです。

「バッターというものは、どうしても力で打ちたいという気持ちがある」と王さんは言います。時速150キロもの球が飛んできて、しかも上下左右に変化したりするのだから、これは当然のことのように思えます。

しかし、王さんはこう続けます。「打ちたいと自分が力を入れれば入れるほど、ボール本来の姿は見えなくなる。思いっきりバットを振って、それがたまたま決まったときはいいのですが、ちょっとタイミングを外されればついていけなくなり、がたがたにフォームが崩れてしまう」。つまり、力で打ちたいという気持ちがあったから、打撃が安定しなかったというのです。

よい姿勢は、トップアスリートの必須条件

王さんがこんな壁にぶち当たったとき、荒川コーチが、ある合気武術の道場に連れて行ってくれたそうです。そこで王さんは、こんなアドバイスを受けます。

「ボールはベースの上を通るのだから、それを待っていればいいじゃないか」。

ボールを見えなくしている原因は、打ちたいと力む自分の気持ちにあると教えられた王さんは、試行錯誤の末「いかに力を抜くか」が大切だと気づきます。そして、「静かに無駄な動きをなくし、やってくるボールを待つ」という境地に達しました。一本足打法の完成です。

一本足で立った当時の王選手を、荒川コーチが様々な方向から押している映像が残っています。その映像をみると、いくら押されてもびくともしない姿に驚かされます。一本足の状態でも微動だにしない姿。その秘密は正しい姿勢にあり、正しい姿勢なくしては一本足打法の完成はなかったと言えます。

武術（武道）では、最初に基本姿勢をしっかり身につけます。基本となる正しい姿勢が身につけることで、どんな状況にも対応できる技術が手に入ります。一流の選手ほど姿勢の大切さを学んでおり、それが安定したパフォーマンスに結びつくことを知っています。

そして、身体の動きが心の在り方に左右されることも教えられています。心が静まっていなければ、身体を思い通りに操ることはできません。

よい姿勢が最高レベルのパフォーマンスを生み出すのであれば、日常的な姿勢がよいか悪いかで生活の質が大きく変わります。健康な体を手に入れ、人とのコミュニケーションがうまくいき、仕事でしっかり結果を出せるようになります。趣味のゴルフやテニスも上達することでしょう。トップアスリートを目指さなくとも、よい姿勢を身につけた人は心身ともに磨かれていくのです。

では、よい姿勢とは何か？　これからじっくり説明していきましょう。

第1章

よい姿勢は、老化を防ぐ

若く見える人、老けて見える人の違いは？

同じ年齢でも、その年齢より若く見える人もいれば、老けて見える人もいます。この違いは、年齢層が上がるにつれて顕著ですよね。60代でも40代と思われたり、逆に10歳くらい年長にみられる人もいます。肌や髪の色つや、シミやシワの有無だけでも、見た目の印象はかなり変わってきます。顔の表情、何気ない動作にも、老けた感じ、若々しさが現れます。

実年齢より若く見られたり老けて見られたりする要因は様々ですが、その根本には老化速度の違いがあります。老化が早い人ほど老けて見られがちということですが、そもそも老化とはどういうことなのでしょうか？

老化＝細胞の劣化

老化とは何かを生物学的に一言で表現すれば、「細胞が劣化していくこと」と言えるでしょう。人の体は何十兆個（以前は約60兆個が定説でしたが、最近の研究では30数兆個という説もある）もの細胞からできており、多くの細胞は再生を繰り返して健康な状態を維持しています。髪の毛、皮膚、骨、腸、肝臓、膵臓、肺、血管、免疫系などの細胞は、それぞれ程度の差はあれ、細胞分裂によって生まれ変わります。

例えば、皮膚の場合は、表皮の一番内側（基底層《きていそう》）で生まれた細胞が、形を変えながら角質層《かくしつそう》まで押し上げられていき、最後は垢《あか》となってはがれ落ちます。この再生が理想的なサイクル（約28日間のターンオーバー）で繰り返されることで、皮膚の健康は保たれます。

表皮《ひょうひ》の基底層で新しい細胞が生まれる際には、その下層（真皮《しんぴ》）の繊維芽《せんいが》細胞から分泌されるコラーゲンやエラスチン、ヒアルロン酸などが養分となります。これらの養分が加齢とともに不足してきて、シワやたるみの原因となっていることは、ご存知の方も多いでしょう。

さらに、加齢により皮膚の細胞分裂は鈍くなっていきます。皮膚がスムーズに生まれ変われないと、外部からの刺激やダメージに弱くなり、シミが増えたり皮膚が硬くなっていきます。皮膚の老化による老けた印象は、このようにしてつくられていきます。

健康寿命を延ばすには？

もちろん、老化は容姿の問題だけではありません。内臓器官や免疫系の細胞がうまく再生されずに劣化していくと、様々な病気にかかりやすくなります。その最たるものが「がん」です。がん細胞は、老化とともに増える遺伝子のキズ（細胞複製時のエラー）が原因となって生まれます。

老化が早い人ほど細胞再生の際にエラーや損傷が蓄積されていき、細胞は劣化していきます。コピー機で同じ書類を何度も複製すると、文字の輪郭がだんだんぼやけていくように、体の細胞も、何度も再生を繰り返すうちに、錆《さ》びついたり壊れやすくなっていきます。健康寿命（人が健康なまま生活できる期間）という言葉がありますが、健康な状態で過ごせる期間が短くなっていくのです。

このように、老化速度の違いで人生は大きく変わってしまいます。誰だって、いつまでも若々しくいたいし、充実して満足感のある生活を長い間楽しみたいものです。そのためには、老化をなるべく早めないようにして、細胞の劣化を最小限にとどめることです。健康寿命を延ばし、溌溂《はつらつ》とした人生を送るカギは、ここにあると言えます。

よい姿勢が、細胞の劣化を防ぐ

それではどうしたらいいのか？　ここからやっと本題に入ります。そう、姿勢の話です。よい姿勢は、加齢による細胞の劣化を防ぎ、老化しにくい体をつくります。そう書くと、唐突感を抱かれるかもしれません。「姿勢を正すだけで老化を防げるなんて、言い過ぎでは？」と思われる方も多いでしょう。

でも、そこを説明して、読者の方の腑に落としていただくことが本書の狙いです。人は、腑《ふ》に落ちるほど納得して理解することで、「やってみよう」という気になるものです。プロローグで宣言したように、まず「姿勢がよいとはどういうことなのか？」を理解してもらうために、あなたの体がどうなっているのかを知ってもらいます。

地球の重力は、老化に関係している

私たちが生活している地球には、重力と酸素が存在します。またまた唐突な話ですが、いきなり物理や化学の難しい話をしようというのではありません。

実は、重力と酸素には、人体への影響力という意味で二つの共通点があるのです。まず一つ目は、「地上生活において、なくてはならないものである」ということ。これは誰でも納得することだと思います。重力や酸素がなければ人は地球上で生きていくことができません。

そしてもう一つの共通点は、「人体に老化をもたらす」ことです。こちらについては「え?」と思われた方も多いでしょう。どちらも目に見えず、つかみどころのない存在とはいえ、生命にとっては必要不可欠なもの。そんな重力と酸素が人間にとって害にもなるとは、ちょっと考えにくいかもしれません。

重力は体にストレスを与えている

この章ではまず、重力の問題から考えていきます（酸素の問題については、次章でお話しします）。重力とは、一言で言えば物体を地球の中心方向に引きつける力です。地球上に1Gの重力があるおかげで、私たちは地上を歩いたり、布団の上で寝そべったりすることができます。

宇宙飛行士が宇宙ステーションの中でフワフワ浮いている映像をよく見かけますが、これは地球上よりも重力が減少した空間にいるためです。微小重力の空間では、体液が下に引っ張られることがないので、顔がむくんだり、筋肉が衰えたり、骨からカルシウムが溶け出して骨量《こつりょう》が減少したりします。

地球上の生き物は、長い年月をかけて、地球に存在する重力に適応してきましたが、重力が体に悪影響を及ぼしていることもわかっています。人体には知らず知らずのうちに重力のストレスがかかっていて、特に姿勢が悪い状態では、深層《しんそう》

人体は長い年月をかけて重力に適応してきた

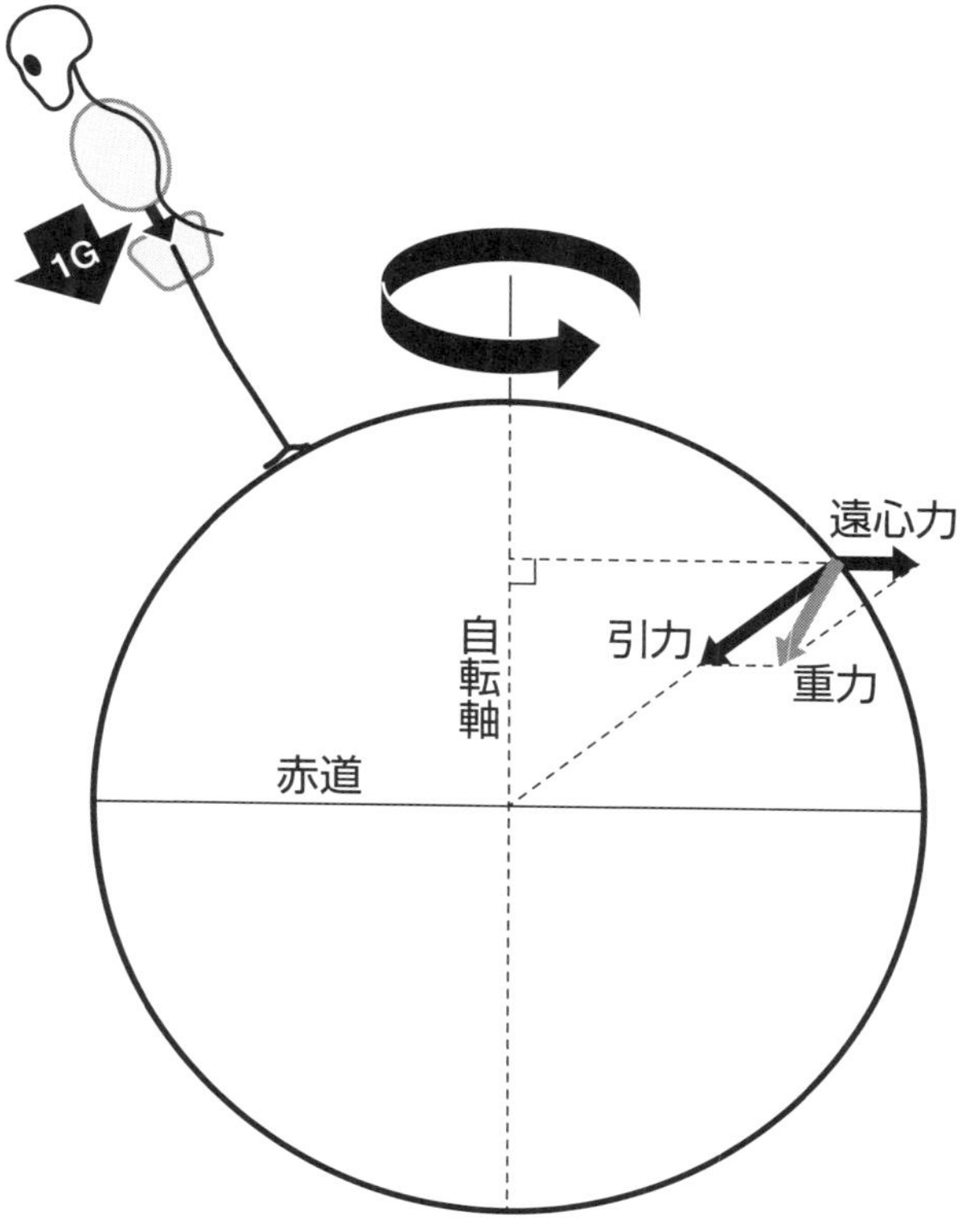

筋（インナーマッスル）や荷重《かじゅう》関節などの運動器が重力の影響を受けてゆがみ、劣化してしまいます。

姿勢が悪いと老化が進む

深層筋とは、動作を微調整し姿勢を保持したり、関節を正しい位置に保つ働きのある筋肉です。

人の筋肉は、表層筋と深層筋に大別されますが、表層筋は体の表側で、瞬間的な力を発揮するために使われます。ボディービルダーの体がムキムキに見えるのは、表層筋がたくさんついているからです。

一方の深層筋は、体の奥で骨格をつないだり、表層筋を支えるなど、持続的に機能する筋肉です。深層筋のおかげで体幹《たいかん》は安定し、スムーズで無駄のない動きが可能になります。姿勢が悪いと深層筋が弱くなり、関節を正しい位置に戻せない「関節不整合」などを起こしたりします。

荷重関節とは、首、腰、骨盤、股、膝の関節のこと。人体にとって重要で、トラブルを起こしやすい関節です。荷重関節は主に上下方向で接合されているので、重力の影響を受けやすく、スポーツや労働、加齢などにより機能異常を起こしやすく、不整合を起こすと変形して正常に動かなくなります。

このように、深層筋と荷重関節は身体を安定させるための大切な役割を担っています。悪い姿勢が習慣化すると深層筋が劣化し、関節の不整合を招けば、体全体がゆがみます。

筋肉細胞が劣化することで体がゆがむと、様々な内臓器官にも悪影響が及び、細胞劣化は体全体に広がっていく。これが老化現象の本質です。

人体は、重力に適応するように設計されている

地球には引力があり、体は地球の中心に向かって引っ張られています。さらに地球は自転しているから、体には地球の外側へ向けた遠心力も働いています。重力とは引力と遠心力を合わせた力のことだから、私たちが地上に立っていられるのは、引力と遠心力の絶妙なバランス（＝重力）のおかげと言えます。

しかし、重力は体に随時のしかかってくるストレスでもある。特に人間は、直立二足歩行という他の生き物よりも不安定な姿勢で行動するので、重力の影響力は大きい。これらの条件に適応するため、つまり、重力の負荷がかかる環境で直立二足歩行する人間が、最も効率よく生活するために、人体は設計されています。その要となるのが、「脊柱《せきちゅう》の生理的湾曲《わんきょく》」です。

次の図は、人間の脊柱（解剖学用語で背骨のこと）を左側から見たものです。頸椎《けいつい》と呼ばれる首の部分と、腰椎《ようつい》と呼ばれる腰の部分が反って緩やかなカーブを

脊柱の生理的湾曲

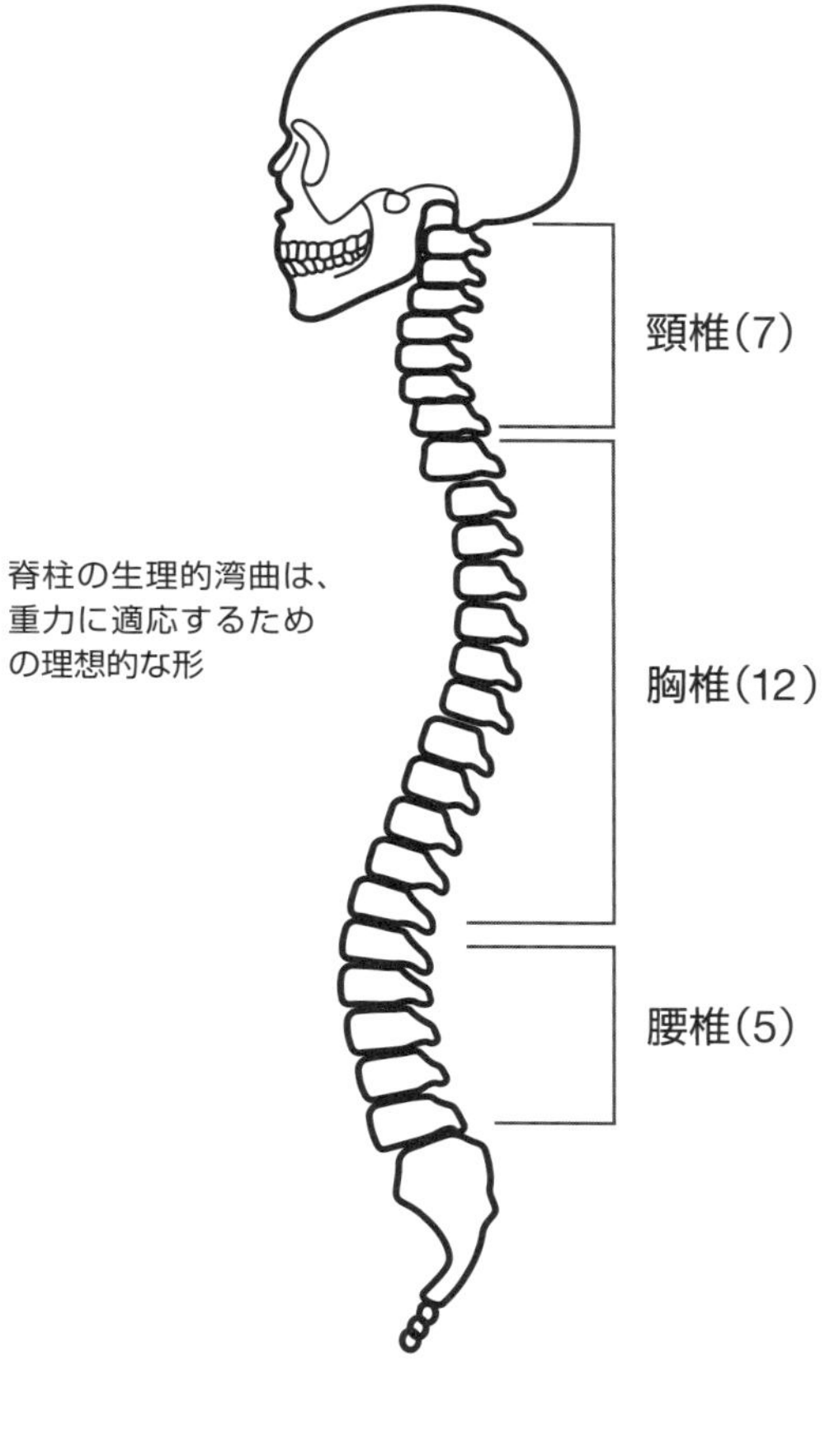
頸椎(7)
胸椎(12)
腰椎(5)
脊柱の生理的湾曲は、
重力に適応するため
の理想的な形

人の背骨

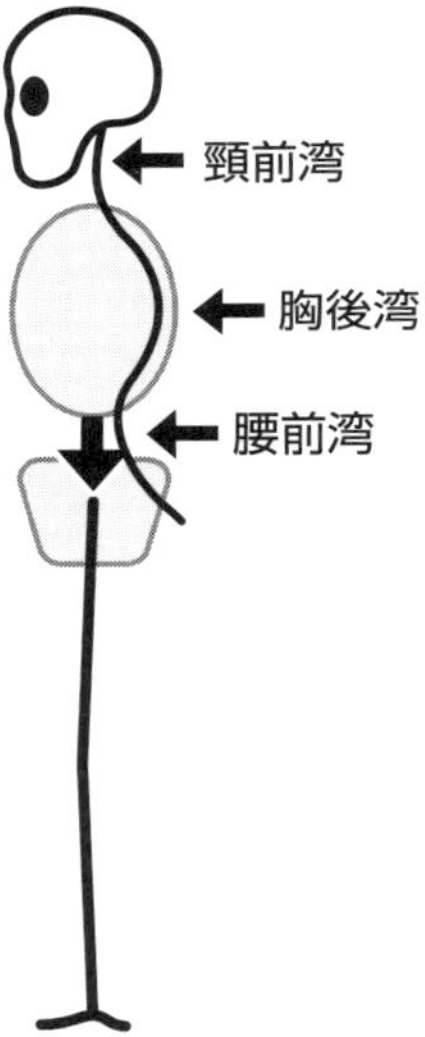

類人猿の背骨

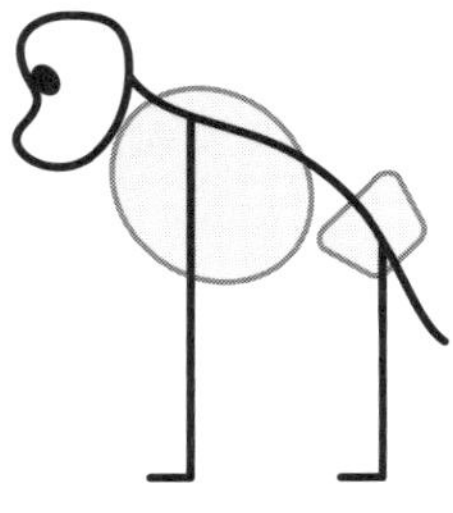

描いています。この湾曲は人間独特のもので、他の生き物には見られません。なぜならば、地球上で直立二足歩行しているのは人間だけだからです。人類に近い類人猿（サル、オランウータン、ゴリラなど）にしても、直立したり二足歩行す

ることはあっても基本は四足歩行なので、首や腰の湾曲（反り）がほとんどありません。

背骨はなぜ湾曲しているの？

では、なぜこのような湾曲が必要なのかわかりますか？　それは、重い頭を支えるためです。人間の頭部の重さは、成人で体重の約10パーセント。体重が50kgの人では5kg程度になります。結構重たいですよね。重たい頭を乗せて直立二足歩行すると、安定した四足歩行よりも頭部への衝撃が大きくなり、脳にも悪影響を及ぼします。さらに骨格全体にも負荷がかかりやすい。

脊柱は、この衝撃をやわらげるために生理的湾曲を描いているのです。首と腰部分の湾曲には、車のサスペンションのような衝撃吸収の役割があり、脊柱全体の強度を上げています。

生物の進化が背骨の形を決めた

人間の脊柱湾曲が直立二足歩行に適していることは、生物の脊柱進化をたどってみるとわかりやすいと思います。

まず、水中で暮らす魚類の脊柱は、ほぼ真っすぐです。これは水中で浮力を受けていることと、重力の影響がほとんどないためです。

魚類の一部が陸上に上がり両生類に進化すると、水中で受けていた浮力がなくなり、重力がかかってきます。その影響で内臓は下に垂《た》れ下がってしまうので、脊柱で支えなくてはならなくなります。そのため、胸の部分の骨を後方（背中側）に湾曲させて（胸後湾《きょうこうわん》）強度を増しています。

これはアーチ型の橋と同じ理屈で、円形にすることでどの骨にも均等に圧がかかり、内臓をしっかり支えることができるわけです。人間の胸後湾も背中側に湾曲していますが、この形は陸上生活を始めた両生類がすでに獲得していたものだったのです。

爬虫類になると、両生類の脊柱がさらにグレードアップされていきます。本格的に陸上生活を送るようになった爬虫類は、首を伸ばして頭の高さを一定に保つ

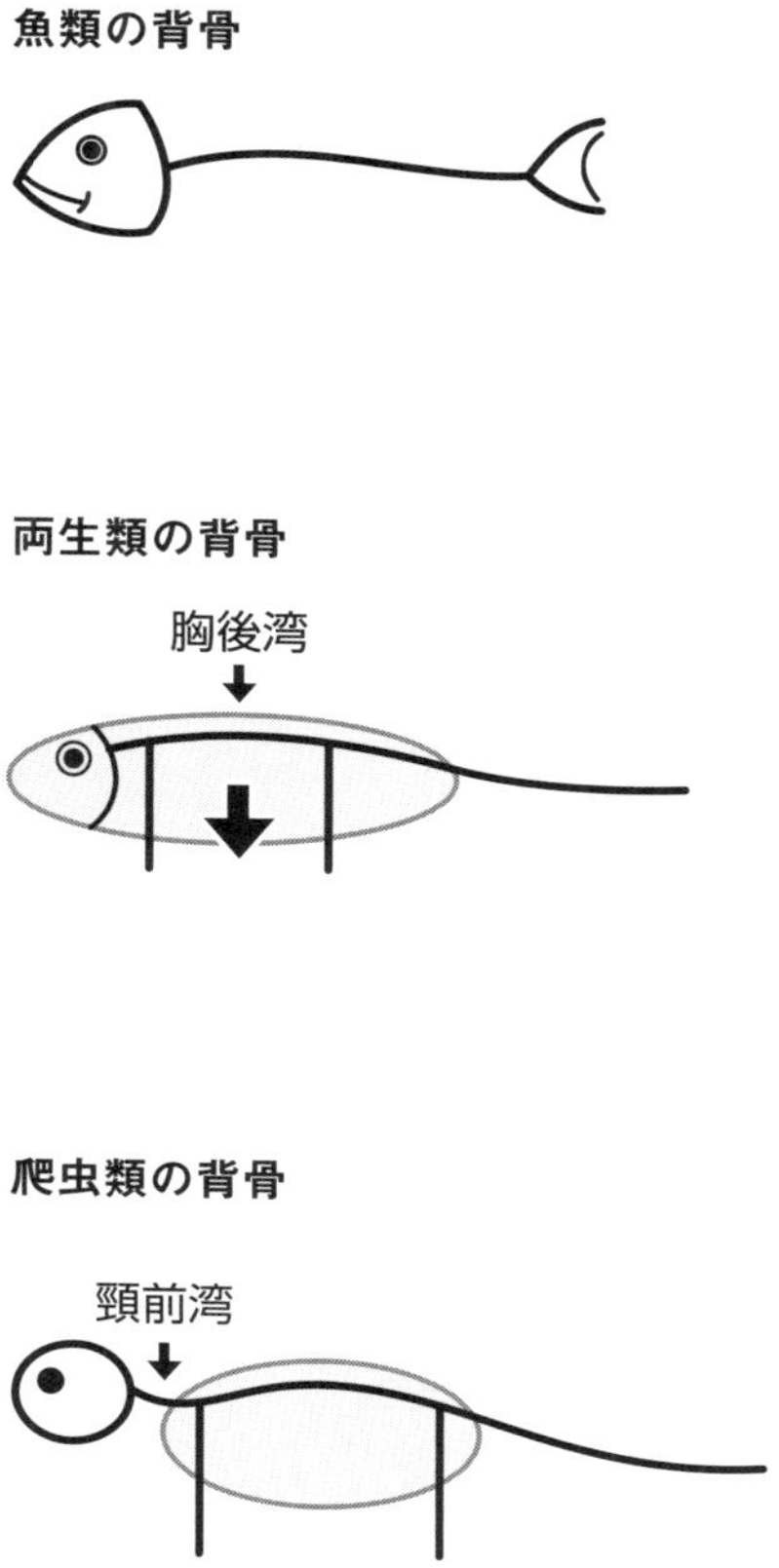

哺乳類の背骨の背骨

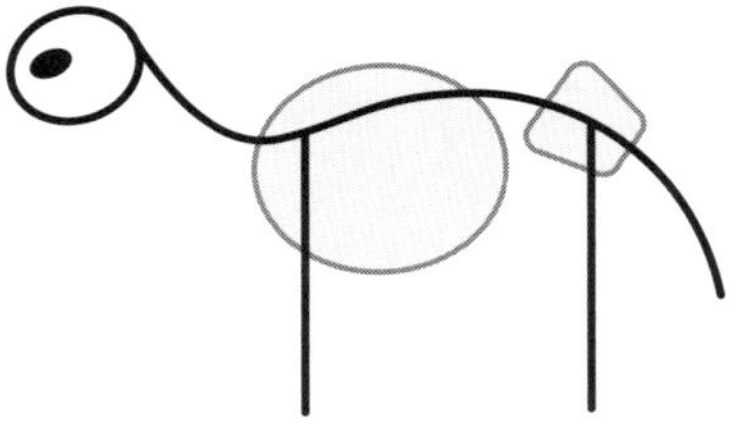

人の背骨

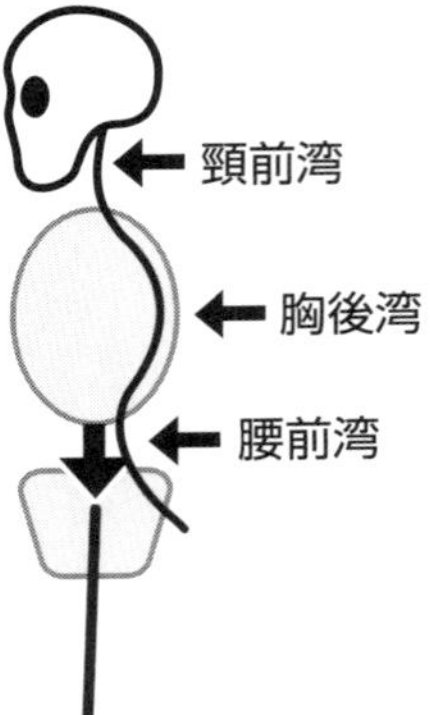

腰前湾は、直立二足歩行のために生まれた

必要に迫られます。顎を地面につけたままでは口を開けにくく、噛むのも大変だからです。そこで頭を支えるために、首の骨を前方に湾曲させました（頸前湾《けいぜんわん》）。頭を支えるための骨の湾曲は、爬虫類への進化過程で生まれ、四足歩行のほ乳類、類人猿に受け継がれていきます。

ここまでの進化過程では、腰の部分の湾曲（腰前湾《ようぜんわん》）がありません。腰前湾ができたのは、人類が生まれてからです。つまり、直立二足歩行をするために腰前湾は生まれました。立って歩くには、下半身で上半身を支えなくてはなりません。そのために腰の部分の骨を湾曲させて強化する必要が生じたのです。

人間の成長と背骨の変化

胸↓首↓腰の順で起こった脊柱湾曲の進化の流れは、人間の成長過程でも確認することができます。

母胎内で羊水に浸かっている胎児は、脊柱全体が丸まった状態です。

胎児の背骨

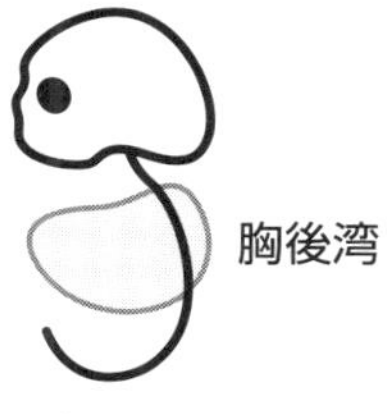

出生後、赤ちゃんは6カ月ほどで首が据《す》わってきますが、首が据わるというのは、頸前湾ができて頭を支えることができるようになったということです。

そして、1歳を過ぎた頃には立って歩けるようになりますが、この段階で腰前湾がしっかりできあがってきます。

以上のように、人間の二足直立歩行を支える脊柱の生理的湾曲は、生命進化の中で長い年月をかけて完成されたものなのです。

幼児の背骨

乳児の背骨

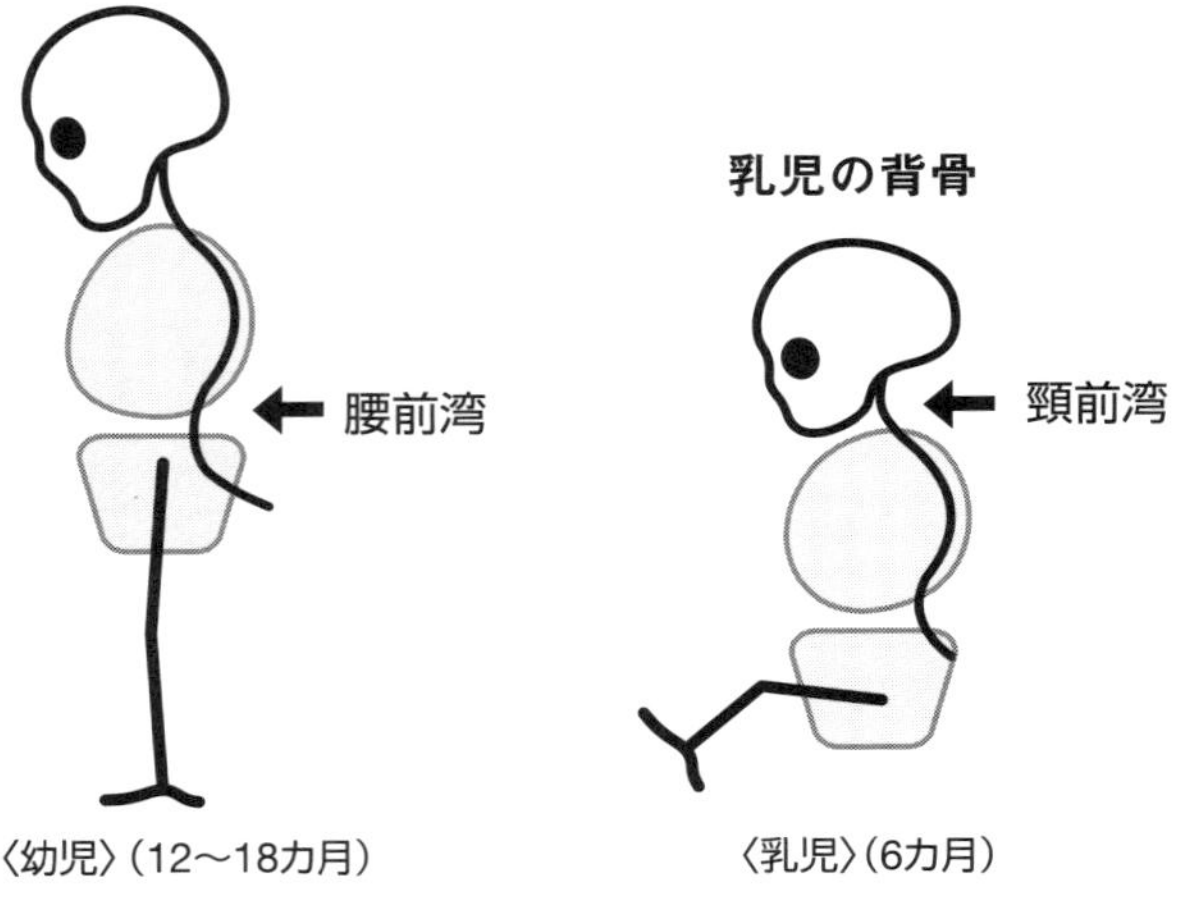

〈幼児〉(12〜18カ月)　〈乳児〉(6カ月)

転んだだけで、むち打ち症？

もし、首の湾曲が十分でなかったらどうなるでしょう？　実は、現代人には首がしっかり湾曲していない人が多いのです。

ストレートネックという言葉を聞いたことはありませんか？　文字通り首の骨がまっすぐで、首の生理的湾曲がほとんどない状態をストレートネックと呼んでいます。

別名「スマホ病」とも呼ばれ、パソコンやスマートフォンの普及で前かがみ姿勢でいる時間が長く、その姿勢が習慣化すると、首の湾曲が次第になくなってきて、首周りの筋肉に負担がかかることで肩こり、頭痛、めまい、倦怠感などの原因となります。

ストレートネックの人は、むち打ち症にもなりやすいですね。むち打ち症は、通常ならば交通事故など突然の強い衝撃によって生じるものですが、首の湾曲が十分でないと、転んだり、くしゃみをしただけでむち打ち症になってしまうケースさえあります。

反りを保たないと、腰を痛める

二本の足で歩くためには、腰の生理的湾曲が大切です。この湾曲がなくなるとどうなるでしょうか？

椅子に座って背もたれによりかかると、体が沈み込んで腰椎が後ろ側に突き出た姿勢、つまり、腰の生理的湾曲とは逆の姿勢になりがちです。仕事中、オフィスで椅子に座っている時間が長い人は、腰の反りを意識して姿勢を正さないと、生理的湾曲がしだいに失われていきます。

椅子にもたれかかった猫背の姿勢のほうが、リラックスして楽な気がしますが、腰を支える筋肉に無駄な負荷がかかり、腰痛の原因にもなります。

脊柱の湾曲数と強度

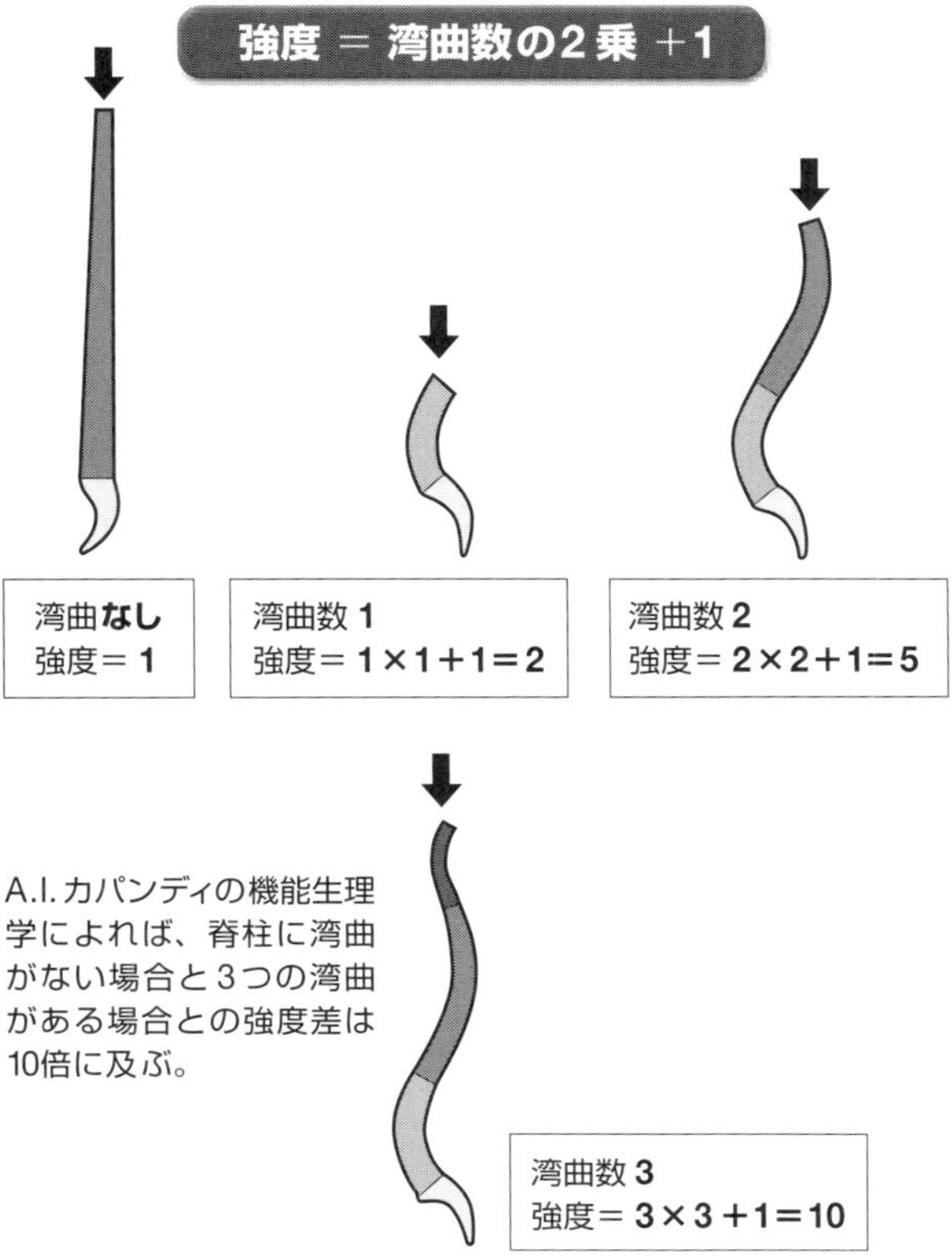

背骨の湾曲は、地球の重力の影響を受け流す「バネ」である。
腰の強さは、このバネの強さに比例する。

大リーグのイチロー選手は、徹底した自己管理でほとんど故障のない選手ですが、ソファーには決して座らないそうです。姿勢を崩した座り方が、腰の故障の原因となることを知っているからです。スポーツ選手の中には、試合や練習中は姿勢を保っていても、オフになるとだらっとソファーにもたれかかるように姿勢をゆるめた生活になってしまう人も多い。実は、このような姿勢が故障につながるケースも多いのです。

反りが失われると、歩けなくなる

腰の生理的湾曲は、加齢によっても失われていきます。その原因の一つとして考えられるのは、55歳を過ぎた頃から、椎間板《ついかんばん》の水分が次第に少なくなることです。椎間板とは、腰部の骨と骨の間でクッションの働きをする軟骨です。椎間板の水分が減ると、クッションとしての機能が弱まって、柔軟性が失われます。

腰を後ろにつきだした姿勢が習慣となっている人は、椎間板の機能低下とともに、腰の生理的湾曲が失われやすく、重度の場合は歩行が困難になることさえあります。

その典型的な例として、腰部《ようぶ》脊柱管《せきちゅうかん》狭窄《きょうさく》症があげられます。症状としては、神経の圧迫や血流障害によって、歩行中に足に痛みやしびれを感じ、重篤《じゅうとく》化した場合は、休み休みでないと歩けなくなります。

神経や血管が通っている脊柱管が、椎間板の変形や背骨のずれにより狭くなることで、神経圧迫や血流障害が起こるというのが教科書的見解ですが、根本的な原因は、腰の生理的湾曲が失われることによる腸腰筋《ちょうようきん》の硬化です。

腸腰筋とは、腰椎《ようつい》と大腿骨《だいたいこつ》をつなぐ、姿勢を維持するために重要な深層筋。長年腰が後湾する前かがみの姿勢を続けることで腸腰筋が硬化し、神経や血流を阻害した結果、足の痛みやしびれが生じます。上体を反ると痛みを感じ、前かがみになると緩和されるのは、長年の悪い姿勢が凝り固まった結果でしょう。

脊柱管狭窄症の原因は、腸腰筋の硬化

正常な脊柱管

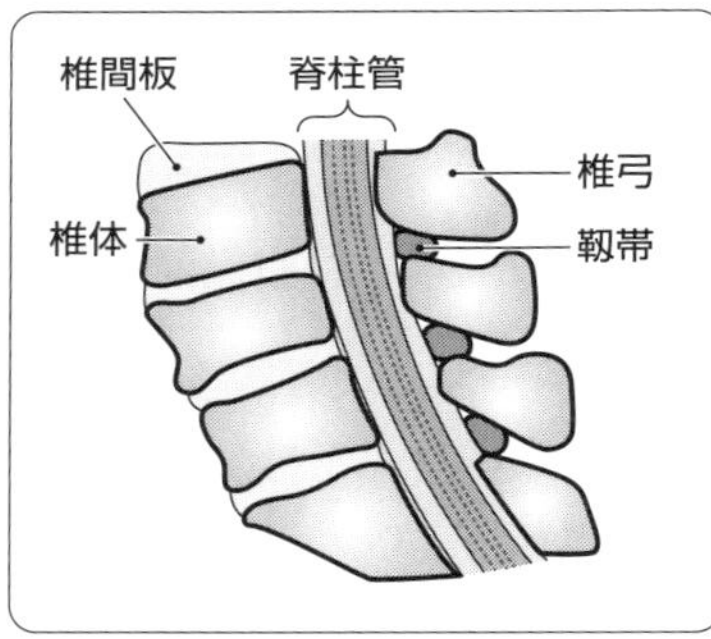

脊柱管狭窄症

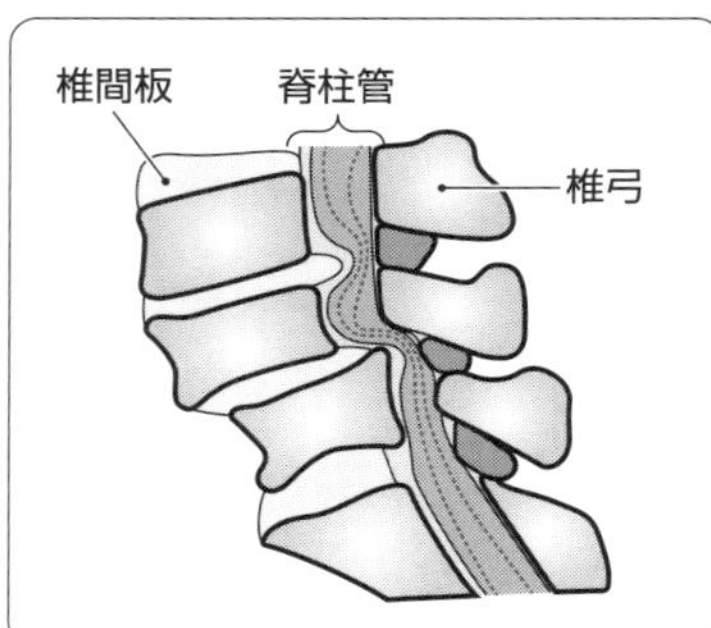

脊柱管狭窄症では、上図のように脊柱管が狭くなってしまう。その原因は、腰の生理的湾曲が失われることによる腸腰筋の硬化と考えられる。したがって、腸腰筋を正常化すれば、手術せずとも改善が可能。

姿勢が悪いと疲れやすくなる理由

首と腰の反り（生理的湾曲）が失われるとどうなるかを簡単に説明してきましたが、どちらも構造的には同じです。

姿勢が悪い
↓
反りがなくなる
↓
骨格がゆがむ
↓
姿勢維持のために筋肉や関節に負担がかかる
↓
身体機能が低下し、様々な障害が起こる

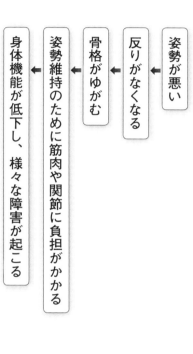

猫背などの悪い姿勢が習慣化すると、脊柱の生理的湾曲が失われて体がゆがみ、姿勢維持のために無駄な筋力を使ってしまう。つまり、いつも不自然に筋肉が緊張していなくてはならなくなるので、体に余計な負荷がかかり、エネルギー効率が悪く疲れやすくなるわけです。

よい姿勢＝疲れにくい楽な姿勢

このことを容易にイメージしていただくために、骨だけの人体を想像してみてください。「骨だけ」ということは、靭帯《じんたい》や筋肉などが周りに一切ついていないから、骨を支えるものは何もないということです。

私たちの体は、骨盤の上に腰から首まで24個の骨が積み木のように重ねられ、その上に頭蓋骨がのっています。24個の骨は生理的湾曲を描き、地球上の重力に適応した設計となっているから、頭蓋骨をのせてもバランスを保ち崩れません。

この状態がよい姿勢のベースとなるイメージです。

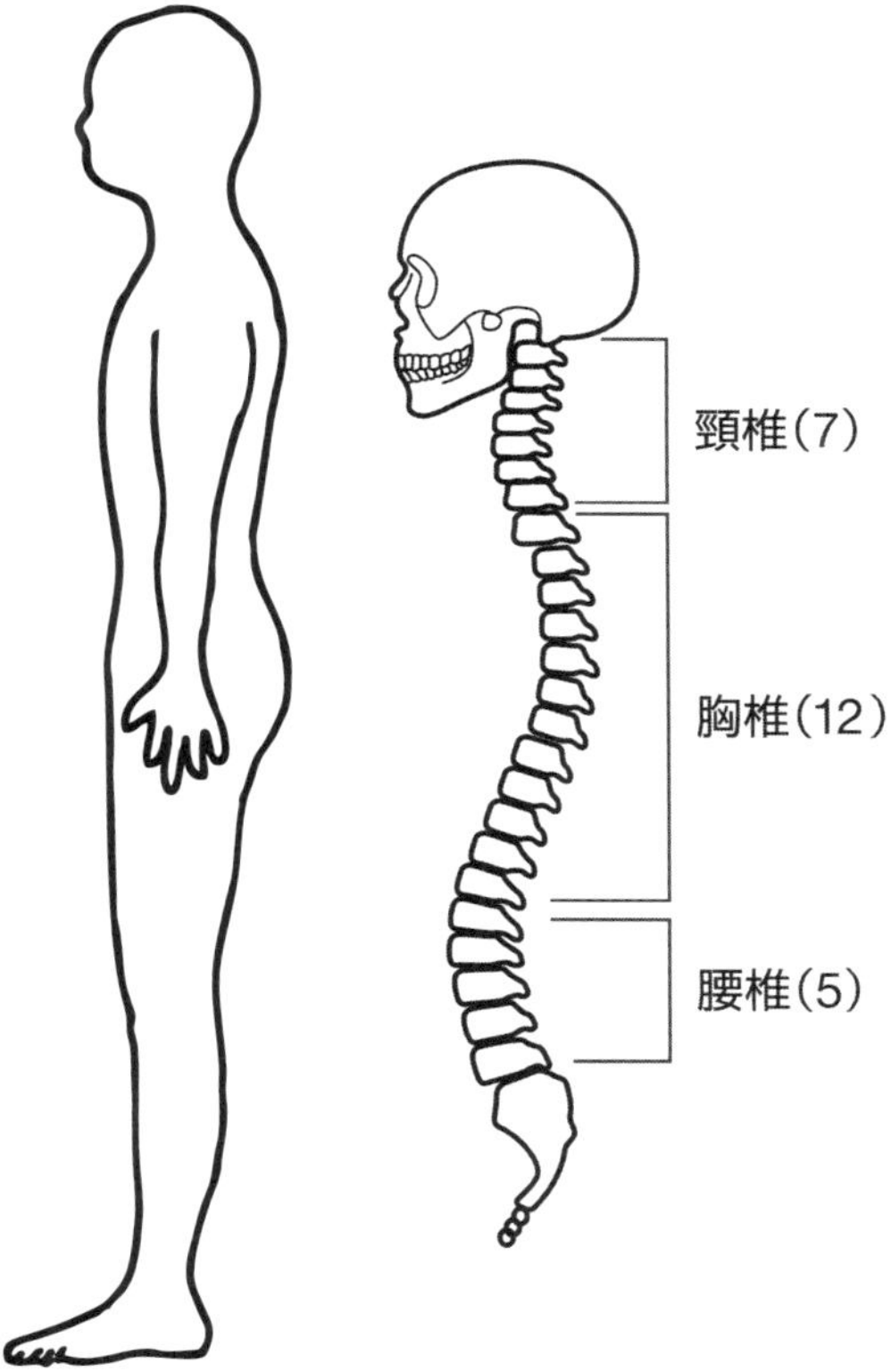

骨の積み木は、周りから支えるものがないので、バランスを変えると簡単に崩れてしまいます。例えば、猫背だったり、前かがみで腰部の骨が後ろに突き出た姿勢では、脊柱で頭蓋骨を支えることが難しくなるばかりでなく、骨の積み木がバラバラと崩れてしまいます。

「だるま落とし」という民芸品のおもちゃがありますよね。胴体部分の積み木をきれいに揃えて重ねれば、胴体の積み木を叩いてもだるまの頭は落ちにくい。あんな感じをイメージするとわかりやすいでしょう。

もちろん生身の体においては、骨の周りに、関節、骨格筋、腱などが結合して働くことにより、姿勢の保持や運動が可能となります。骨だけの体を想像してもらったのは、脊柱の生理的湾曲という自然界の法則にかなった理想の骨格を崩さなければ、最小限の力でよい姿勢を保てることを知ってほしいからです。

生理的湾曲を描いて積み上げられた脊柱は、バランスが取れているので他の支えを極力必要とせず、脱力した状態での姿勢維持が可能です。つまり、筋肉をなるべく使わない省エネ姿勢。体への負荷が最小限だから、負担がかかりにくく疲れにくい姿勢なのです。だから、よい姿勢を習慣化すれば、細胞が劣化しにくい、つまり老化しにくい体になるのです。

姿勢もさることながら、「笑顔」も老化と深い関係にあることをご存知ですか？　いつまでも若々しい表情は、笑顔からつくられます。というのは、常に笑顔でいることで表情筋（表情をつくりだす筋肉）が鍛えられ、顔の下半分が垂れてしまうのを防ぐからです。

なぜ顔の下半分が垂れてしまうかといえば、重力があるから。普段からぶっちょう面をしていると、顔の下半分は重力に負けて垂れ下がり老けて見えるようになってしまいます。逆に顔の上半分は力が入りやすいので、緩めたほうが自然な表情になります。これも笑顔の方がいい表情になりますよね。

顔のたるみを防ぐには、いつも笑顔でいることと、重力に負けないように抗重力筋を鍛えることです。第2章以降で様々なエクササイズを紹介しますので、笑顔でエクササイズするとよいでしょう。

いつも笑顔でいると、無駄な力が抜け、自律神経のバランスが整って血流も促されるので免疫力が高まります。笑顔はアンチエイジングの極意なんですね。ただし、シワができるほどの笑顔はシワの元。適度な微笑みが素敵なあなたをつくります。また、下ばかり向いていると首にシワができやすいので注意しましょう。

第1章のPOINT

- ☑脊柱の生理的湾曲は、地球上で、最も効率よく生活するために設計されている。
- ☑よい姿勢とは、地球の重力に適応した、自然界の法則にかなった姿勢。
- ☑よい姿勢こそが、疲れにくい楽な姿勢である。
- ☑よい姿勢は、老化しにくい体をつくる。
- ☑いつも笑顔でいることが、アンチエイジングの極意。

第2章

疲れにくい、老いにくい体になる たった一つの習慣

よい姿勢とは？

第1章では「姿勢がよいとはどういうことか」について説明しました。ではよい姿勢を身につけるにはどうしたらよいでしょう？　そのためには専門家の指導を受けることも大切ですが、本書では、簡単なエクササイズを習慣的に行うことで、姿勢をよくしていく方法を紹介します。

その前にまず、よい姿勢とは具体的にどんな姿勢かを確認しておきましょう。

まず頭は、首の生理的湾曲の上に無理なくのっかっています。首の反りを適度に保てば、視線は正面を向き、耳は肩の真上に位置し、顎《あご》は浮かない状態です。

肩の力は抜き、肩甲骨《けんこうこつ》を快適な程度に内側に寄せ、気持ち下げます。こうすることで、胸が開き、呼吸も楽にできます。腕は自然に垂らし、腿《もも》の脇あたりに来るのが自然な位置です。

腰の部分は、首の骨と同様に生理的湾曲を意識し、反りを保つことで、背筋が

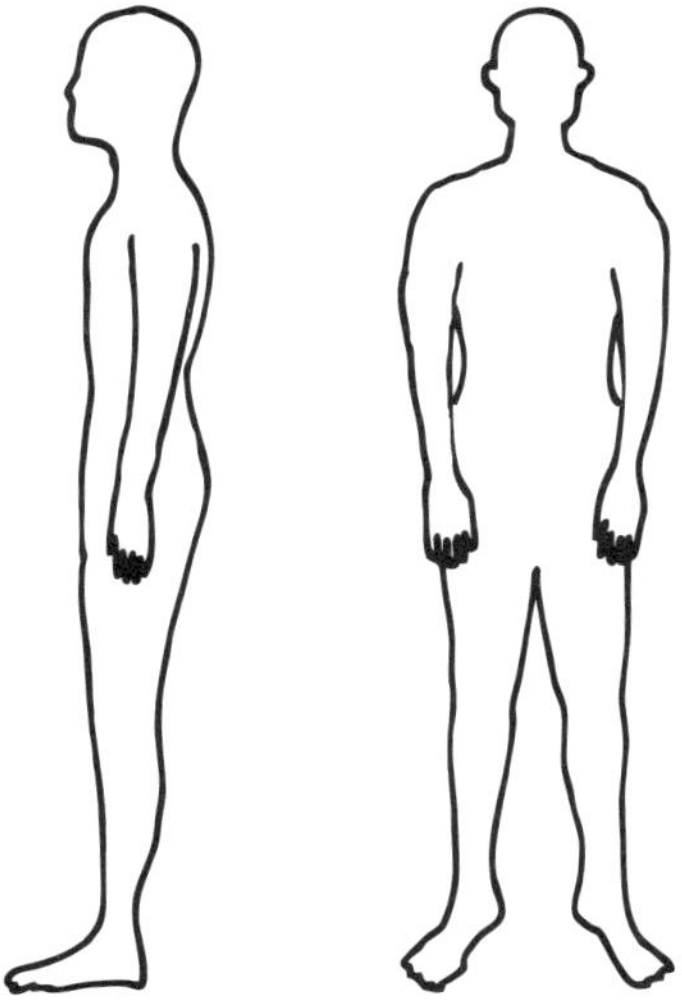

ピンと伸びます。

　足は平行に踏みますが、この時に一度踵《かかと》を上げてゆっくりおろしてみましょう。そして重心を踵よりも少しつま先のほうに意識して置きます。踵の下に一枚コピー用紙を挟む感じです。つま先にやや重心を傾けることで、足の踏み出しがスムーズになり、転倒も少なくなります。

　自然な形で立った姿勢では、体の重心は骨盤内の第２仙椎《せんつい》の少し前（へその下あたりの下丹田《かたんでん》と呼ばれる部分）にあります。この重心を中心として体に真っすぐの線が通った状態がよい姿勢です。

ここで、下丹田について少し説明しておきましょう。下丹田は、人体を身長サイズの球体に収めた時の、球体の中心に位置します。呼吸時には、下丹田を意識することで、呼吸が深まります。武術においては、下丹田を中心とする球体にそった動きが極意とされ、自然で無駄のない動きを生み出します。

やってみよう！「姿勢矯正エクササイズ」

では、実際に姿勢矯正エクササイズをやってみましょう。最初はややこしく感じるかもしれませんが、一連の動作を覚えてしまえば、簡単に数十秒でできてしまいます。

「姿勢矯正エクササイズ」

①

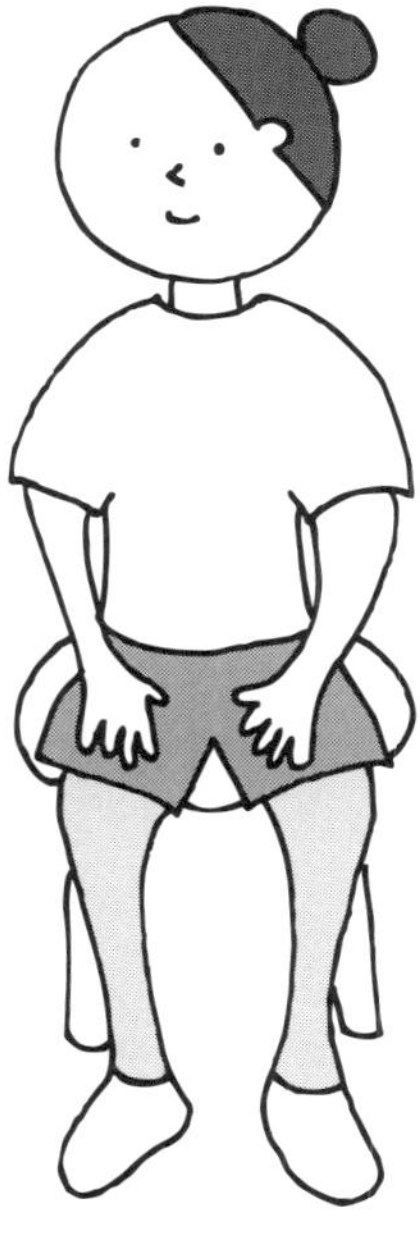

①椅子に浅めに腰掛け、楽な姿勢で膝を少し開いておく。

②

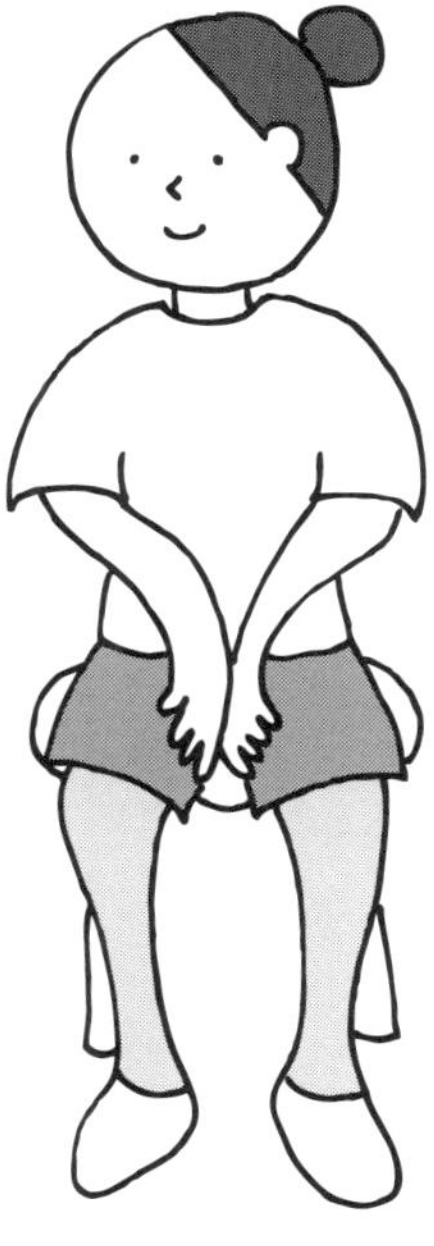

②腕を前に伸ばし、回内させて手の甲を合わせる。

「姿勢矯正エクササイズ」

③

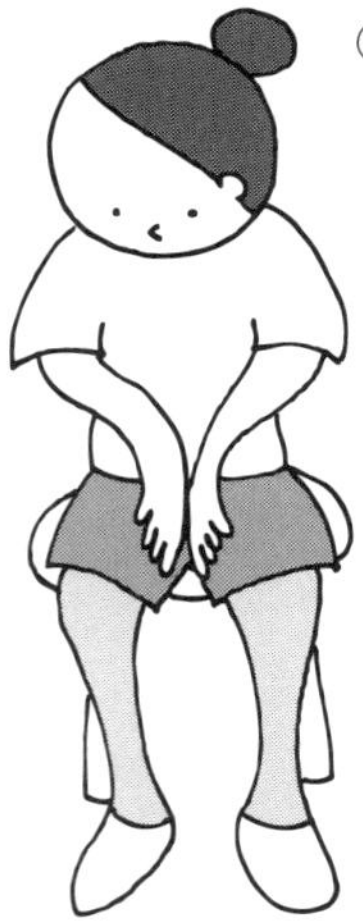

③ゆっくり息を吐きながら、体を前に倒す。

④

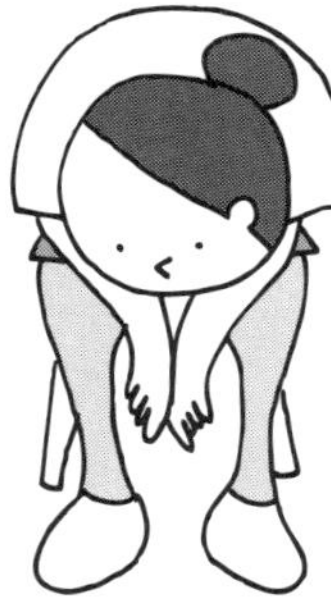

④膝の間に腕が入り込むくらいの位置まで体を倒したら、踵を少し上げ、ゆっくり息を吐き切る。

⑤

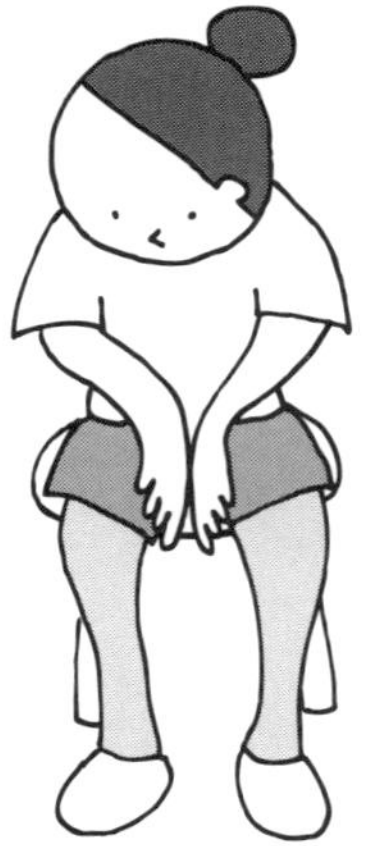

⑤息を吐き切ったら、ゆっくり息を吸いながら体を起こしていく。

POINT

③④で息を吐く時

腹➡へこませる

（腰椎を前に倒す）

顎➡突き出す

（腰椎を後ろに倒す）

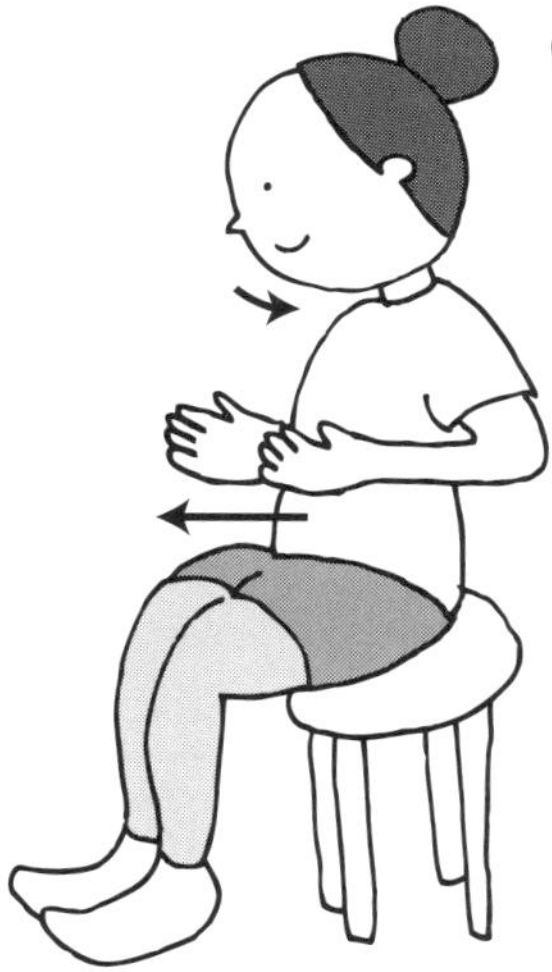

体を起こしながら、
Ⓐ胸を張り、腹を突き出し、首を前に倒す。
Ⓑ合わせていた手の甲を元に戻しながら（回外）、手のひらが上を向くように肘を後ろに引く（手のひらと前腕は床と並行な位置に）。この時、肩甲骨を内側に寄せつつ引き下げる。

ⒶⒷの動作を同時に行う。

POINT
⑤⑥⑦で息を吸う時
腹➡突き出す（腰椎を後ろに反らす）
顎➡ひく（頸椎を前に倒す）

※③〜⑦の動作では、腰椎と頸椎の動きを逆にすることで、腰の反りが意識されやすくなり、頸椎も調整される。

「姿勢矯正エクササイズ」

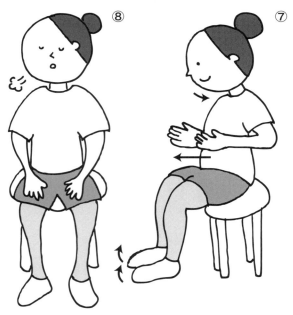

⑧一気に「はーっ」と息を吐きながら脱力して、体を元の姿勢に戻す。

⑦つま先を少し上げ、ゆっくり息を吸い切る。

①〜⑧をワンセットとして、3回程度繰り返す。

究極の脱力姿勢を味わう

このエクササイズには、二つの大事なポイントがあります。まず一つ目は、⑧で息を吐きながら脱力する瞬間です。⑦の段階では、首、肩、横隔膜《おうかくまく》などの筋肉が緊張していますが、⑧で一気にすべての力を抜きます。力を抜くと言っても、姿勢は楽に保ったままです。上半身の脱力と同時に、後ろに反らせた頭を元のまっすぐな位置に戻すわけですが、この時、自分の頭をけん玉の先に刺さった玉のイメージでとらえてみてください。

玉がけん先に刺さると、穴に遊びがあるので少しぶれながらスポっと収まります。そんな感じで、頭蓋骨が頸椎《けいつい》（首の骨）の上にゆらゆらと落ち着くイメージです。この時、脊柱の生理的湾曲が保たれたよい姿勢の状態で

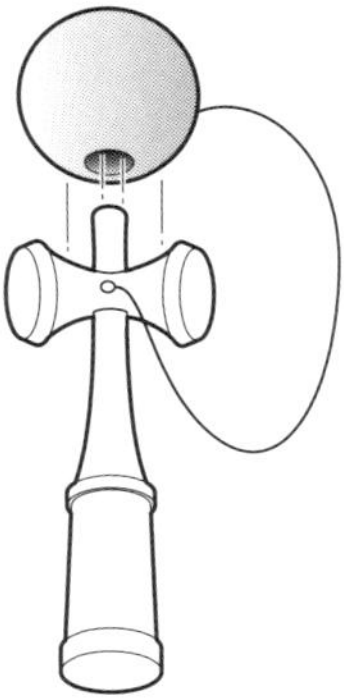

あれば、脱力した状態でもバランスよく頭蓋骨が頸椎（首の骨）にのっかります。

自分の姿勢を検証しながら、エクササイズを何度も繰り返していくうちに、脱力したよい姿勢、つまり骨だけで姿勢を維持するという感覚が身についてくるはずです。

より深い呼吸が身につく

もう一つのポイントは、④で息を吐き切る時と⑦で息を吸い切る時。一気に吐き切った後、数秒我慢してさらに残りの呼気を少しでも吐き続けます。同じように、一気に吸い切った後、数秒間少しでも多くの空気を吸うよう心がけてみてください。

こうすることで、肺の残気（肺に残っている気体）をしっかり換気（空気の入れ替え）することができ、呼吸筋を鍛えて肺活量も増えていきます。

姿勢矯正エクササイズを行うと、骨だけで体を支えるよい姿勢の感覚と、最大呼気量と最大吸気量が増えることによる深い呼吸が同時に身につきます。

姿勢と呼吸のエクササイズを同時に簡単に行えること。これが姿勢矯正エクササイズの大きなメリットですが、人間の健康にとって、姿勢と呼吸には切っても切り離せない重要な関係があるのです。

寝ながら「姿勢矯正エクササイズ」

このエクササイズは、寝ながら行うこともできます。朝目が覚めた時や就寝時に、布団の上でやってみるのもいいでしょう。

寝ながら「姿勢矯正エクササイズ」

①

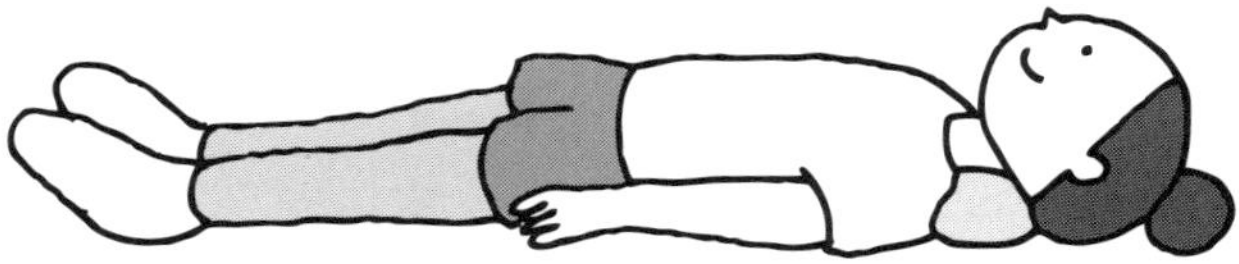

①首の下に巻いたタオルを挟み、
体をまっすぐにして仰向けになる。

②

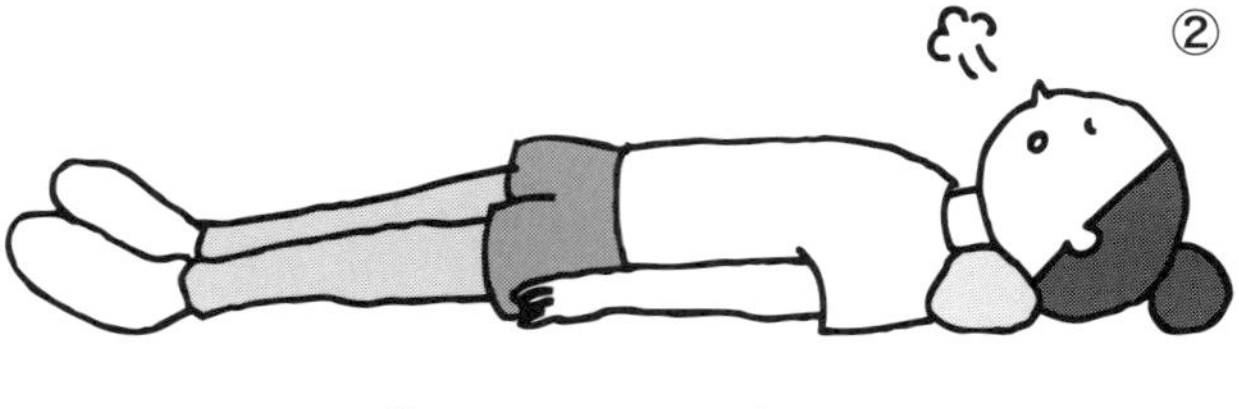

②そのままリラックスして
息を深く吐き出す。

③

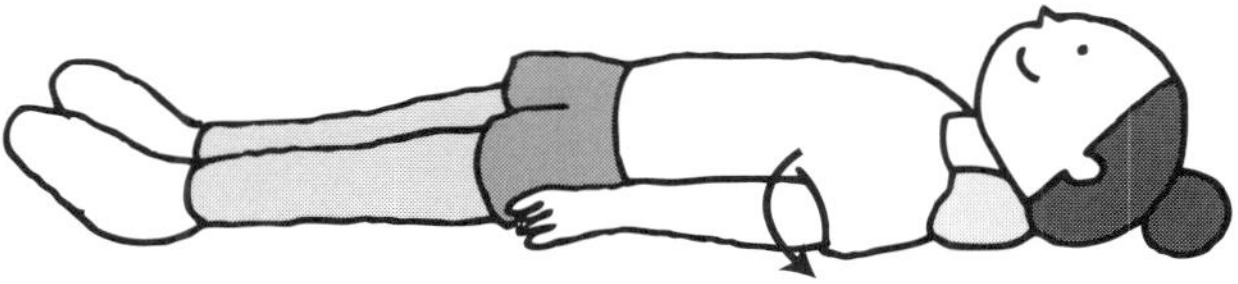

③顎を引き、肩甲骨を内側に寄せつつ
肩を引き下げる。

④

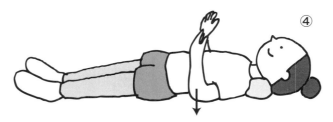

④手のひらを顔側に向け、
肘を直角に曲げて後方に引く。

寝ながら「姿勢矯正エクササイズ」

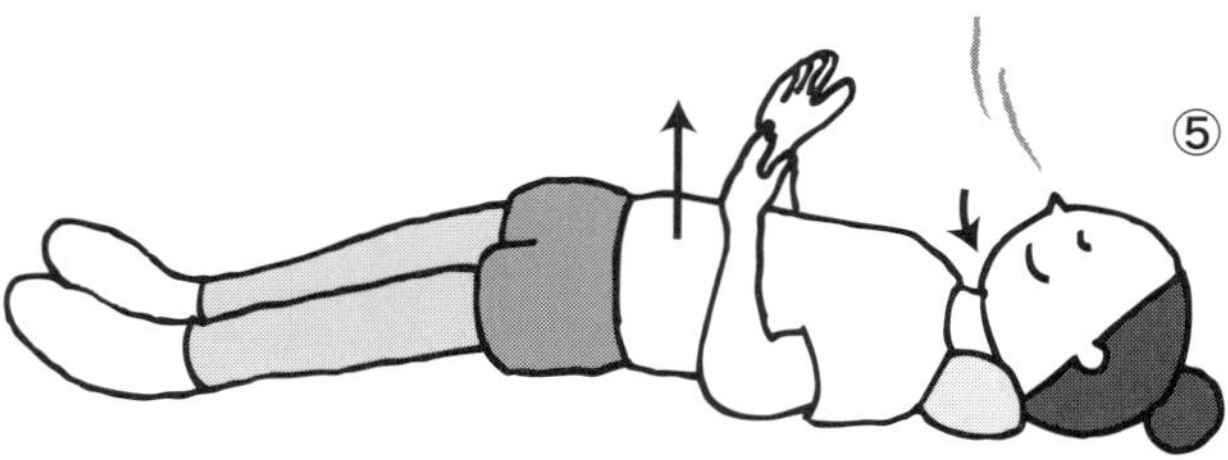

⑤腰を反らし、ゆっくり息を吸う。

POINT

⑤⑥で息を吸う時

腹➡突き出す（腰椎を後ろに反らす）

顎➡ひく（頸椎を前に倒す）

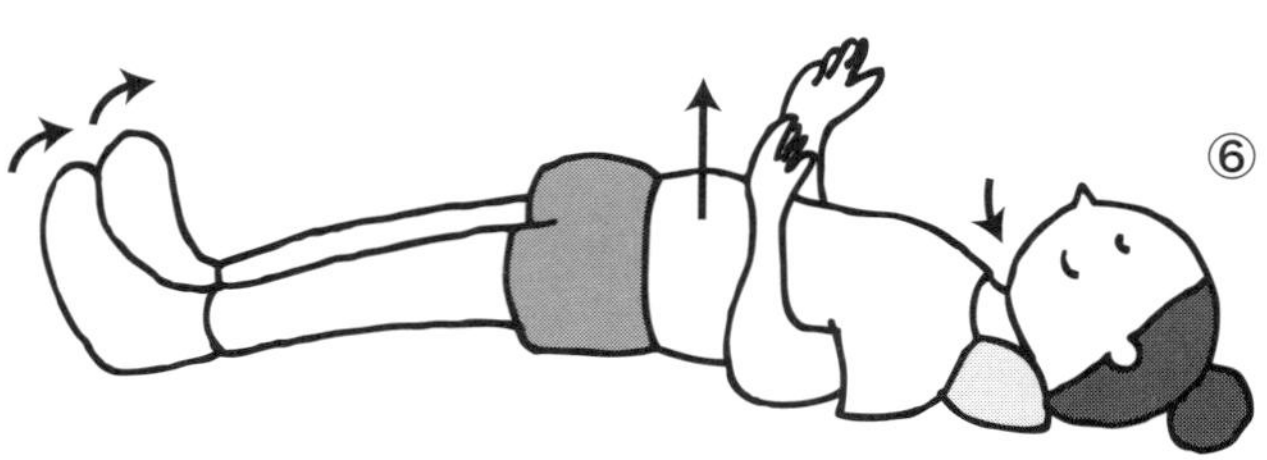

⑥ ⑤の状態を保ちながら、つま先を持ち上げ、
ゆっくり息を吸い切る。

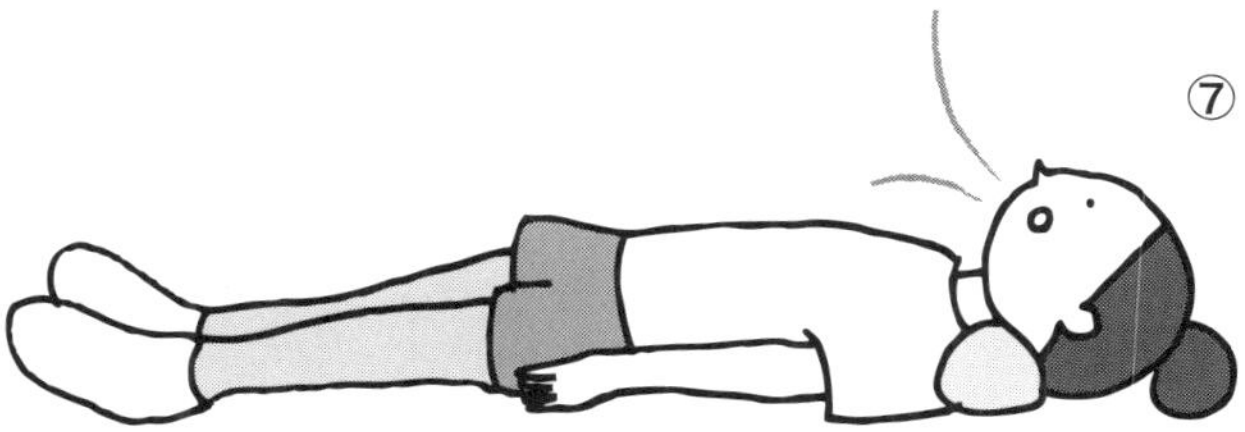

⑦一気に「はーっ」と息を吐きながら脱力して、
体を元の姿勢に戻す。

①〜⑦をワンセットとして、
３回程度繰り返す。

※③〜⑦の動作では、腰椎と頸椎の動きを逆にすることで、
腰の反りが意識されやすくなり、頸椎も調整される。

私たちは、大量の空気を摂取している

人は1日にどれくらいの量の空気を吸っていると思いますか？　個人差はありますが、成人の1分間の呼吸数は18回程度。人は24時間呼吸し続けているわけですから、1日2万5千回以上も呼吸しています。

成人男子の1回換気量（安静時の1回の呼吸量）は約500ミリリットルと言われていますから、1日に1万3千リットル近くの空気が私たちの体を出入りしています。空気の重さは1000リットルで1・3キログラムほどなので、1日の総重量は約17キログラム。水や食べ物の摂取量は、1日にそれぞれ2キログラム前後なのと比べれば、私たちがいかに大量の空気を吸っているかがわかるでしょう。

酸素を取り込むほど、エネルギーは増大する

地球上のほとんどの生物は、空気に含まれる酸素を使って栄養素からエネルギーを得ています。私たちが食べた食物は、体内で消化され栄養素に分解されて血液に吸収されます。血液中には呼吸で取り入れられた酸素も吸収されており、栄養素とともに血液として体中をめぐっています。

体を動かすエネルギーは、筋肉を構成する細胞の中でつくられます。栄養素と酸素が含まれた血液が筋肉に運ばれ、そこで化学反応を起こしてエネルギーとなります。

この化学反応を代謝《たいしゃ》と呼んでいますが、その仕組みを簡単に言ってしまえば、ガソリンなどの燃料を燃やして運動エネルギーに変換して走る車と同じです。人体においては、食物の栄養素が燃料となり、酸素が燃料を燃やしてエネルギーに変換しているのです。したがって、酸素を取り込むほど、より多くのエネルギー

が得られます。

現代人は、呼吸が浅くなっている

呼吸の役割は、エネルギー代謝に必要な酸素を取り込み、代謝後に残った燃えカスである二酸化炭素を排出すること。これは生命維持に欠かせない働きですが、姿勢が悪いと呼吸が浅くなり、様々な弊害が出てきます。

呼吸が浅いと、体内に十分な酸素を取り込むことができなくなり、すみずみの細胞まで酸素がいきわたりにくくなります。常に酸素不足の状態と言ってもいいでしょう。そうなれば、エネルギー代謝が低下し、体全体の活動レベルが下がります。疲れやすくなったり、肩が凝《こ》ったり、集中力も持続しにくくなります。免疫力も低下するから、病気にもなりやすくなります。

呼吸が浅くなる大きな原因の一つは、普段の姿勢です。デスクワークで長時間パソコンとにらめっこしたり、空き時間にはしょっちゅうスマホ画面をのぞき込んだりと、現代人はつい前かがみ姿勢になることが多いもの。前かがみになると肩がすぼまり、肺が圧迫されて呼吸は浅くなります。

姿勢を維持する深層筋が、呼吸を支えている

姿勢と呼吸を結びつけているのは筋肉です。呼吸は肺の伸縮《しんしゅく》によって行われますが、肺自体に筋肉はありません。つまり、肺は周囲の筋肉の力で伸縮しているのです。

息を吸う時は、外肋間筋《がいろっかんきん》により肋骨《ろっこつ》が上がり、横隔膜《おうかくまく》が縮んで腹の方へ下がるので、胸郭《きょうかく》に収められた肺のスペースが広がって空気が入ります。息を吐く時はその逆で、内肋間筋《ないろっかんきん》により肋骨が下がり、横隔膜が緩んで肺の方向に上がるので、肺のスペースが狭くなり空気を排出します。

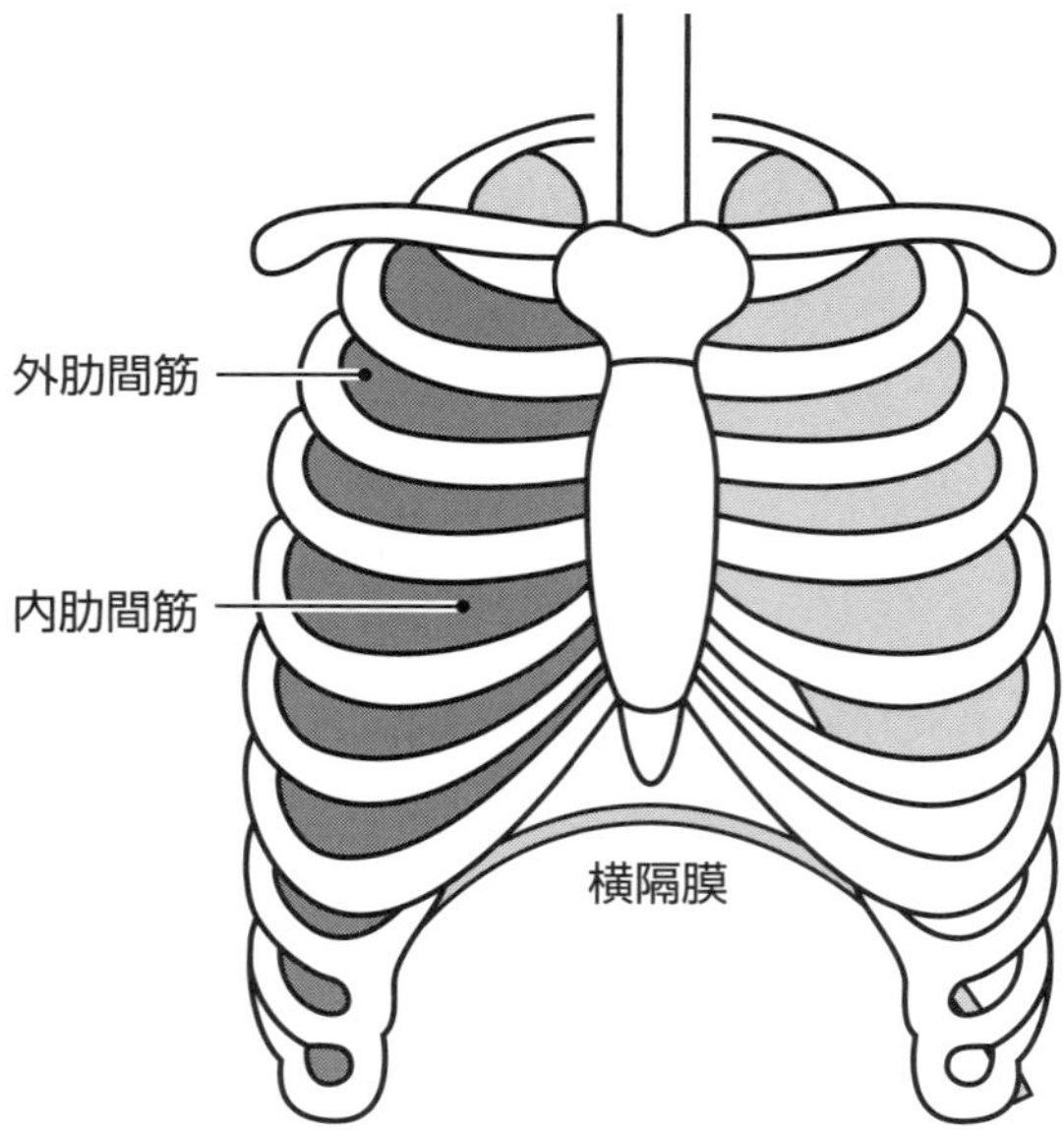

横隔膜は、胸郭の底を支えるドーム
型の筋肉。呼吸と姿勢維持の双方に
関わる重要な「深層筋」である。

肺を伸縮させる横隔膜と肋間筋（外肋骨筋・内肋骨筋）は、脊柱や肋骨を支えて姿勢を維持する筋肉です。横隔膜は、腹圧（横隔膜など腹まわりの筋肉により生じる圧）を保つ深層筋（インナーマッスル）ですが、腹圧が高まることで腰椎が安定し、腰の生理的湾曲が保たれます。

腹式呼吸は、効率的で楽な呼吸法

いわゆる腹式呼吸と胸式呼吸の違いは、横隔膜をいかに活用するかの違いです。横隔膜を意識的に使う腹式呼吸では、肺の奥まで空気が届けられ、胸式呼吸の２～３倍の換気量があると言われています。

日常的な呼吸で息を吸い込む時に使う筋力の割合は、肋骨筋30％：横隔膜70％。したがって、肋骨筋を主に使う胸式呼吸では、横隔膜をあまり使わないので、腹式呼吸よりも空気を取り込めません。つまり息が浅くなる。息が浅ければ、酸素量の不足を補うために呼吸回数を増やしたり、より胸郭を広げなければなりません。胸郭を広げるためには、肋骨筋以外の筋肉にも負荷がかかり、無駄なエネルギーを使って運動効率が悪くなります。

したがって、腹式呼吸を身につけたほうが効率的で楽な呼吸ができ、横隔膜をはじめとする腹部の深層筋が鍛えられて姿勢もよくなります。

姿勢と呼吸の調和が、美と健康をつくる

腹式呼吸は、武道、禅、気功、ヨガ、声楽やボイストレーニングなどの基礎となるものです。様々な流派、やり方がありますが、あまり細かい決まり事にとらわれる必要もありません。シンプルに、次のポイントを押さえて呼吸する習慣を身につけましょう。

吸気時

- ゆっくり息を吸い込む。
- 吸気は下丹田（へその下あたり）に溜めていくイメージで、横隔膜を意識して、腹を膨らませながら行う。

呼気時

- 横隔膜の力を抜き、口から吸気時の倍の時間をかけてゆっくり吐き出す。
- 体内の老廃物をすべて吐き切るようなイメージで。

自然な腹式呼吸を身につけ、気がついたら深呼吸をしてみる。さらに、1日数回姿勢矯正エクササイズを行えば、深い呼吸がよい姿勢を生み、よい姿勢が最大限効率的な呼吸を可能とする好循環が生まれます。姿勢と呼吸の調和が、いつまでも若々しく健康で、エネルギーに満ち溢れた体をつくるのです。

酸素が老化をもたらす理由は？

ここから、呼吸とエネルギーについてもう少し踏み込んで考えてみることにします。呼吸によりエネルギーがつくられる仕組みを知ることで、姿勢と呼吸がいかに健康にとって重要であるかがわかるからです。

第1章で、重力と酸素には、人体に老化をもたらすという共通点があると述べました。重力が体にストレスを与え、姿勢が悪いと体がゆがんで老化につながることは、すでに理解できたと思います。では、体のエネルギーをつくるのに欠かせない酸素が老化をもたらすとは、どういうことでしょうか？　これは地球と生命の歴史を踏まえると理解しやすくなります。

その昔、地球には酸素がなかった

今からはるか昔、地球には酸素がほとんどありませんでした。およそ40億年前、地球に最初の生命体が生まれた頃の話です。最初の生命体とは嫌気性《けんきせい》細菌と呼ばれる原核生物で、酸素を使わずに呼吸していました。

ここで、「酸素を使わずに呼吸」という言い方を妙に思った方もいるのではないでしょうか？　普通は呼吸というと、息を吸って吐くこと、つまり酸素を取り込んで余分な二酸化炭素を排出することです。「酸素は吸うもので、使うものではないのでは？」と普通は思ってしまいがちです。

しかし、呼吸には二通りの意味があるのです。一つ目は息を吸って吐くこと。これを生化学では「外呼吸」と言います。もう一つは、有機物を分解してエネルギーを得ること。これを「内呼吸・細胞呼吸」と言います。私たちは酸素を得るために呼吸していますが（外呼吸）、最終的な目的はエネルギーを得ること（内呼吸）にあります。

では、酸素を使わない嫌気性細菌は、どのようにエネルギーを得ているのでしょうか。その方法は「解糖系《かいとうけい》」と呼ばれていて、糖（ブドウ糖）を分解することでエネルギーを得ています。もう少し詳しい言い方をすると、糖を分解する過程で、エネルギーの源となるＡＴＰ（アデノシン三リン酸）が得られます。

ＡＴＰとは聞きなれない言葉ですが、これはエネルギーの詰まった電池のようなもの。ＡＴＰの数が多いほど、エネルギーはたくさんできると覚えてもらえればＯＫです。

そしてもうひとつ覚えておいてもらいたいのは、酸素を使わない呼吸（解糖系）で得られるエネルギーは非常に少ないということ。解糖系では、ひとつのブドウ糖（ブドウ糖1分子）から2個のＡＴＰしか得ることができません。酸素を使った呼吸では、ひとつのブドウ糖から36個のＡＴＰが得られるので、18倍もの違いがあります。

ミトコンドリアが、酸素呼吸を可能にした

再び歴史の話に戻りましょう。地球に酸素がない時代はその後もしばらく続きましたが、今から20億年ほど前から、環境に変化が生じます。太陽光をエネルギーに変えることのできる光合成細菌（藻の祖先）が増え、地球の酸素濃度が上昇し始めたのです。この時、酸素を嫌う嫌気性細菌の多くは絶滅したと考えられています。嫌気性細菌にとって、酸素は毒だったんですね。

酸素が増え始めると、好気性《こうきせい》細菌（酸素を使ってエネルギーをつくる細菌）が増え始めました。この好気性細菌が、ミトコンドリアの祖先ではないかと言われています。ミトコンドリアとは細胞の発電所と呼ばれる器官で、酸素を使って解糖系の18倍ものＡＴＰをつくりだします。人体を構成するほとんどの細胞にはミトコンドリアが存在しますが、これは他の真核生物についても同じです。

いつ、いかにしてミトコンドリアが生まれたかははっきりしていませんが、ミ

トコンドリアの登場は生命史において画期的な出来事でした。もともと毒であった酸素を利用して、効率的にエネルギーを取り出し、その結果できた二酸化炭素を排出する。私たちが日常的に行っている呼吸は、ミトコンドリアの存在によって可能となったのです。

重力と酸化のストレスにどう対応するか？

生物は、進化の過程で酸素を利用してエネルギーを得る道を選びました。そのおかげでエネルギー量は増大し、大きく精密な身体や高度な運動能力を得るに至っています。しかしながら、金属をも腐食させてしまう酸化力を持つ酸素が、生命体にとって危険な物質であることは変わりありません。

酸素は効率的にエネルギーをつくるためには欠かせませんが、同時に電子と反応して活性酸素に変化しやすい。活性酸素は酸化力が強く、体内の様々な細胞を攻撃してきます。つまり、酸素は人体に老化をもたらす大きな要因なのです。

私たちは、重力と酸素の恩恵を受けずには生きていけませんが、同時に双方から大きなストレスを受けています。重力が体にかけている負荷をいかに軽減し、毒ともなる酸素を体内でいかに安全に扱っていくか。私たちが健康な生活を送るためには、この二つの問題を調和的に解決していく必要があります。その根本となるのが、姿勢と呼吸、そしてミトコンドリアによるエネルギー生成を調和させた生き方です。

次章からは、美と健康、そして若々しさを長く保ち、病気にもなりにくい生き方のヒントとなる話を進めていきましょう。

第2章の POINT

☑「姿勢矯正エクササイズ」を行うと、骨だけで体を支えるよい姿勢（完全脱力姿勢）と、深い呼吸が同時に身につく。

☑よい姿勢と深い呼吸が、美と健康をつくる。

☑酸素はエネルギーを効率的につくるが、活性酸素により人体の細胞も攻撃する。

☑姿勢と呼吸が、重力と酸化ストレスを軽減するカギとなる。

第3章

よい姿勢が、エネルギーを増やす

ほとんどの物質は酸化する

リンゴの皮をむいて放置しておくと、表面が茶色に変色します。変色の原因は、空気中の酸素に触れることによる酸化です。ワインのコルクを開ければ、酸化が進んで時間とともに不味《まず》くなります。古い油を使った揚げ物が体に悪いのは、体内の細胞を酸化させるからです。このように、あらゆる食品は、程度の差こそあれ酸素に触れることで劣化していきます。

古くなった衣類が色褪せ、新聞紙や古本が黄ばみ、金属が錆びるのも酸化の影響によるものです。あらためて身の回りを見渡してみると、ほとんどの物質が酸素の影響を受けていることに驚かされます。

私たちの体に目を向ければ、最も見えやすい部分は皮膚への影響です。紫外線が皮膚の老化を促すことは広く知られていますが、皮膚が受けるダメージは、酸素分子が紫外線を浴びることでつくられる一重項《いちじゅうこう》酸素（活性酸素の一種）によるものです。

人体のエネルギーは、ミトコンドリアがつくり出す

「活性化」という言葉があります。これは良くも悪くも活動が活発になるという意味です。活性化するのが経済や地域活動であれば利益をもたらしますが、酸素が活性化（＝活性酸素）すると厄介なことになります。電子と酸素が結びついた活性酸素は、酸化力を強めてしまうからです。

体内で最も活性酸素が発生する場所は、ミトコンドリアです。生命活動の源となるエネルギーをつくり出す場で活性酸素が生じやすいというのは、なかなかゆゆしき問題ですね。しかし、だからこそ、ここで活性酸素を減らす工夫をすることが健康のカギとなります。

人体のエネルギーは、ほとんどミトコンドリアでつくられます。そうであれば、

ミトコンドリアをいかに増やしてうまく機能させるかをまず考える必要があります。エネルギーが増えれば、体の機能が向上して健康になります。さらに新陳代謝も活発になるので美容効果もあり、生活の質全体に好影響をもたらします。ミトコンドリアが元気なほど、人は若々しく元気になれるのです。

活性酸素も、人体に悪影響ばかりを与えているわけではありません。そのことも含めて、ミトコンドリアという人体のエネルギー工場の仕組みをみていきましょう。

ミトコンドリアが多い細胞、少ない細胞

ミトコンドリアは、人体を構成するほとんどの細胞に存在します。「ほとんど」と言ったのは、ミトコンドリアを持たない細胞もあるからです。その細胞とは、血液中の赤血球。赤血球は、酸素を体中に届けるコンテナの役割を持つ細胞です。

赤血球が血流にのって体の隅々の細胞まで酸素を供給することで、血液中の栄養素をエネルギーとして燃焼させることができます。

赤血球の役割が酸素の運び役であれば、運んでいる途中でミトコンドリアが酸素を使ってしまうと都合が悪いですよね。酸素が他の細胞にいきわたらなくなってしまします。

このように、細胞の役割によってミトコンドリアの量にはばらつきがあります。ミトコンドリアが多い細胞には、筋肉（深層筋）、脳、心臓、卵子などがあります。これらの細胞には多くのエネルギーが必要なため、酸素をたくさん使うという共通点があります。逆に、皮膚、髪、骨髄《こつずい》、消化管、精子にはミトコンドリアが少ないのですが、これらの細胞には、無酸素状態で細胞分裂を繰り返すという共通点があります。

深層筋は持久力、表層筋は瞬発力

ミトコンドリアが多い細胞と少ない細胞の違いは、深層筋（インナーマッスル）と表層筋（アウターマッスル）を比べてみるとわかりやすいでしょう。

深層筋は、体の奥で骨格をつないで姿勢を維持する筋肉でしたよね。深層筋を鍛えるには有酸素運動が効果的なことをご存知の方も多いと思いますが、これは、深層筋が持久力の筋肉だからです。

マラソンや水泳など、持久力を求められるスポーツの選手は、赤筋《せっきん》（遅筋《ちきん》）が発達しています。赤筋とは、酸素を使用しながら収縮する筋肉で、脂肪を燃焼させてエネルギーを得ます。脂肪を燃焼させるにはたくさんの酸素が必要なため、赤筋にはミトコンドリアが多く含まれています。そして深層筋には、この赤筋が多いのです。

一方の表層筋は、瞬間的な力を発揮するための筋肉でしたよね。こちらは白筋《はっきん》

（速筋《そっきん》）が多いのですが、白筋は糖質からつくられたグリコーゲンを燃焼させてエネルギーを得ます。

陸上の短距離走やボディービルなど、瞬発力で勝負するスポーツの選手は、赤筋よりも白筋が発達しています。短距離ランナーと長距離ランナーの体型を比べると、短距離ランナーのほうが筋骨隆々とした体型の選手が多いですよね。これは、白筋の多い表層筋が発達しているからです。

赤筋が赤く見える理由

ここまでの話で、「深層筋＝赤筋」「表層筋＝白筋」と理解された方が多いかもしれません。しかし、これはちょっと誤解をまねく表現です。赤筋だけの筋肉と白筋だけの筋肉があるわけではなく、赤筋と白筋が混ざって筋肉は構成されています。

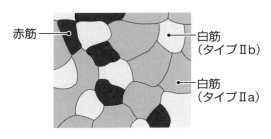

筋繊維の断面を拡大すると、赤筋と白筋がモザイクのように分布していることがわかる。

筋肉は筋繊維《きんせんい》が束になったものですが、赤筋と白筋は筋繊維の質を表す言葉です。筋繊維にはミオグロビンという色素タンパクが含まれているのですが、赤筋にはその量が多く、白筋には少ないので色が違って見えます。

ミオグロビンの役割は、血液中のヘモグロビンが運んできた酸素を受け取って、筋繊維中のミトコンドリアに運搬すること。ミトコンドリアにチトクロームという赤い色素が含まれていることと、ミオグロビンに鉄分が含まれていることで、赤筋は赤く見えるのです。

というわけで、筋肉によって赤筋と白筋の分布が異なり、体の奥にある深層筋では赤筋の割合が多く、皮膚に近い表層筋では白筋の割合が多いというのが正しい理解です。

人体には2種類のエネルギーシステムが備わっている

それでは、赤筋が発達していると長距離走（持久力）に向いていて、白筋が発達していると短距離走（瞬発力）に向いているのはなぜでしょうか？　実は、赤筋と白筋ではエネルギーのつくり方が違うのです。

赤筋にはミトコンドリアが多く、大量の酸素を使ってエネルギーをつくります。一方の白筋にはミトコンドリアが少なく、ほとんど無酸素状態でエネルギーをつくります。その仕組みの違いを理解するために、第２章でお話しした生命の歴史を思い出してください。

地球に酸素がなかった時代、酸素を使わずに呼吸していた嫌気性細菌は、解糖系というエネルギーシステムを持っていました。これは糖を分解するだけの単純な方法なので、速攻でエネルギーがつくられます。しかし、ひとつの糖からはエネルギーの源となるＡＴＰ（アデノシン三リン酸）を２個しか得ることができません。つまり、エネルギーを素早くつくっても一瞬で使い果たしてしまう。解糖系という方法は、瞬間的な力（瞬発力）は発揮できますが、持久力に乏しいというわけです。

人間の細胞には、この昔ながらの解糖系というエネルギーシステムが残っています。地球に酸素が増えてミトコンドリアが生まれ、酸素を使った新しいエネルギーシステムが生まれたわけですが、人体には２つのエネルギーシステムが共存しているのです。

ここまでの話で、赤筋が持久力型である理由にも察しがつくでしょう。ミトコンドリアが酸素を使えば一度に大量のエネルギーをつくり出せますが、つくり方が解糖系よりも複雑なため、ある程度時間がかかってしまう。したがって持続的に力を発揮できますが、瞬発力には向かないのです。

どうすれば ミトコンドリアは増えるの？

深層筋と表層筋、赤筋と白筋という筋肉の違いについて説明したのは、ミトコンドリアの増やし方とおおいに関係があるからです。では、どうすればミトコンドリアは増えるのでしょうか？

ミトコンドリアが増えるのは、体がエネルギー不足を感じた時です。運動した時、体が冷えた時、空腹でカロリーが減った時など、体にエネルギーが必要になると、エネルギーをつくるためにミトコ

赤筋と白筋の違い

	赤筋（遅筋）	白筋（速筋）
エネルギーの作り方	ミトコンドリアで酸素が使われ脂肪酸を燃焼させる。	グリコーゲンとして貯蔵された糖質をピルビン酸に分解する（解糖系）。
ミトコンドリアの量	多い	少ない
一度につくり出せるエネルギー量	多い	少ない
特徴	持久力	瞬発力

ンドリアを増やします。これは生命維持のために体が示す、合目的な反応と言えるでしょう。

「苦しいけれど快適」な運動が、ミトコンドリアを増やす

ミトコンドリアを増やすには、体がエネルギー不足を感じる状況をつくってあげればいい。そのための効果的な方法の一つが「運動」です。運動によってエネルギーは消費されますが、エネルギー生成が消費に追いつかない程度の運動負荷がかかれば、ミトコンドリアは増えていきます。また、筋肉を鍛えて太くすれば、エネルギーが必要となりミトコンドリアが増えます。ただし、あまりに負荷のかかる運動は、活性酸素が出すぎたり他臓器に悪影響を及ぼしたりするので、避けるべきでしょう。何事もやりすぎは禁物です。

運動能力は個人差が大きく、負荷のかかり方も異なります。だから、ミトコン

ドリアが増える運動負荷は人によって違います。目安としては、その人にとってはちょっときついけど、筋肉痛になるほどではない程度の負荷をかけることです。

少し感覚的な言い方をすれば、「苦しいけれど快適」な運動です。その人にとって苦しさは感じるが、もう少し続けたい快感のある運動が、ミトコンドリアを増やします。こんな感覚を得ることのできる運動が、その人にとって適度な運動と言えるでしょう。

では、具体的にどんな運動がよいのでしょう。ミトコンドリアを増やすには、ジョギング、ウォーキング、有酸素運動を取り入れた筋トレ、ヨガやエアロビクスなどの運動が適しています。ゴルフも、老若男女に共通する「痛快運動」の代表と言えるでしょう。ポイントは、赤筋を鍛える有酸素運動であることです。白筋を鍛える無酸素運動はあまり効果的ではありません。なぜなら、白筋は解糖系エネルギーを使うので、もともとミトコンドリアが少ないからです。

運動は体に悪い？

運動がミトコンドリアを増やすという話を聞いて、そのことが本当に健康に直結するのかどうか疑問に思われた方がいるかもしれません。というのは、活性酸素《かっせいさんそ》の問題があるからです。

運動をすればエネルギー代謝が活発になり、大量の酸素が使われます。酸素の消費量が多くなる分、活性酸素も増えてしまう。活性酸素は体中の細胞を酸化して老化を早めるから、むしろ運動しないほうが老化は防げるのではないかという考え方は以前からあり、そのように主張する専門家もいます。巷には、「健康のために運動しない」という趣旨の書籍まで出版されています。

活性酸素の害がマスコミなどで取り上がられるようになってから、かなりの年月が経過しています。活性酸素という言葉は、一般の方にとっても聞きなれないものではなくなりました。それでも、活性酸素についての誤解は少なくないようなので、ここで少し整理してみたいと思います。

活性酸素の誤解１

×運動をすると大量の活性酸素が出る。

活性酸素が運動量に比例して増えることは事実です。しかし、私たちが日常的に行う運動程度では、健康を脅かすほど大量の活性酸素が出ることはありません。「比例して増える」ことが、必ずしも大量に増えることにはつながらないということです。

また、人体には活性酸素を無毒化する酵素がいくつか存在します。スーパーオキシドジスムターゼ（ＳＯＤ）やカタラーゼがその代表ですが、これらの酵素には、活性酸素を水と酸素に分解する働きがあります。そしてこれらの抗酸化酵素が、有酸素運動によって増えることもわかっています。
読者の皆さんも、適度な運動が健康によいことを経験的に感じていることと思います。

活性酸素の誤解２

△活性酸素は悪玉である。

この言い方だと、正誤半々といったところでしょうか。細胞を酸化させるという意味では悪玉ですが、活性酸素は体に害ばかりを与えているわけでもないからです。

活性酸素とは酸素と電子が結びついた物質のことで、電子を吸収するほど酸化力は強まります。ミトコンドリアでは、最初に酸化力が弱いスーパーオキシドラジカルが生じ、さらに電子を吸収すると、過酸化水素、ヒドロキシルラジカルと変化して酸化力を強めていきます。このうち体に必要な役割を全く持たない「悪玉」は、ヒドロキシルラジカルだけです。

　スーパーオキシドラジカルと過酸化水素は、先ほど紹介したカタラーゼなどの抗酸化酵素と反応することによって水に変換されると無毒化されます。さらに、特定の酵素と反応し、血管や精子などがつくられることもわかっています。

　一言で活性酸素と言っても、体に害しか与えない悪玉（ヒドロキシルラジカル）と、

ミトコンドリアで発生する活性酸素

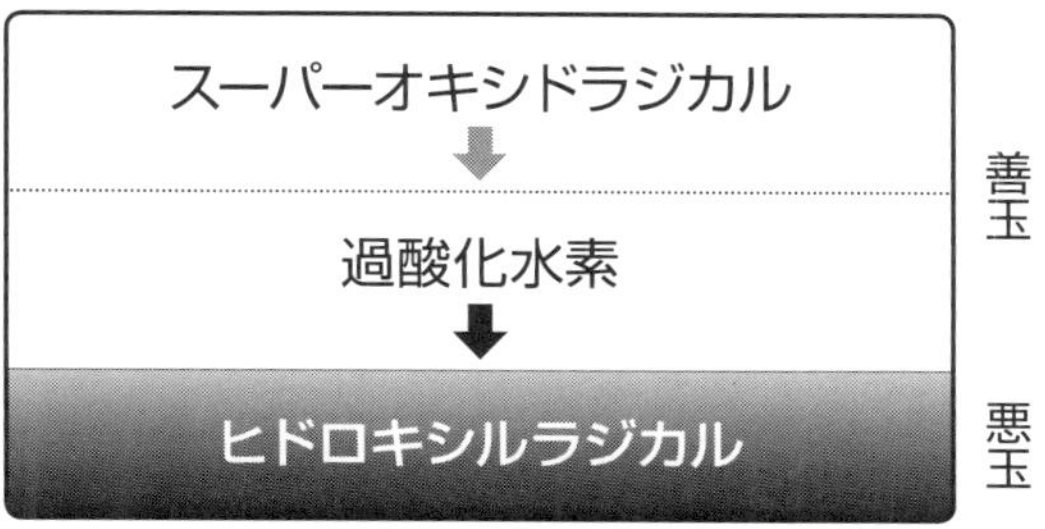

ヒドロキシルラジカルは、
スーパーオキシドラジカルの100倍の酸化力を持つ。

体に必要とされる善玉（スーパーオキシドラジカル・過酸化水素）があることを覚えておきましょう。

背筋を伸ばすとミトコンドリアが増える

運動以外にも、もっと日常的にミトコンドリアを増やす方法があります。それは背筋を伸ばすこと。大腰筋や腸骨筋など、姿勢を維持するために使われる深層筋にミトコンドリアが多いことは、すでにお話ししました。普段から背筋を伸ばす姿勢を心がけているだけで、ミトコンドリアは自然と増えてくれる。さらに深い呼吸で酸素を多く取り込めば、ミトコンドリアは活性化しやすくなる。そうであれば、よい姿勢と深い呼吸を習慣化することが、より多くのエネルギーを生み出す最も効率的な方法ということになります。

第1章では、脊柱の生理的湾曲という自然界の法則にかなった理想の骨格を崩さない姿勢こそがよい姿勢であり、よい姿勢は疲れにくい楽な姿勢であると説明しました。よい姿勢を楽に保つことができれば、豊富なミトコンドリアがうまく機能するようになります。脱力した最小限の力で、最大限のエネルギーが引き出せるようになるわけです。

地球の重力の影響を最も受けにくい姿勢を抗重力《こうじゅうりょく》姿勢と言います。そして抗重力姿勢こそがよい姿勢です。抗重力姿勢は、酸化ストレス（＝老化）から身体を守り、省エネルギーでありながら最大の活力を生み出す源と言えるでしょう。

姿勢のよい人に魅力的で生き生きとした生命力を感じたり、一流と呼ばれる人に姿勢がよい人が多いことには、こんな秘密があったのです。

ランニングも姿勢が大事

どんな運動も、基本姿勢が大切です。基本姿勢ができていないと、無駄な力が入って体全体に余分な負荷がかかり、パフォーマンスは低下、けがのリスクも高まります。

例えば、ランニングフォームについて考えてみましょう。ランニングにおいても、まず背筋をしっかり伸ばすことが大切です。地球の重力に適応した脊柱の生理的湾曲を崩すことなく、よい姿勢を常にキープします。

普段からよい姿勢を身につけていれば、肩の力も抜けた美しいフォームで走ることができます。さらに、脊柱を支える深層筋にはミトコンドリアが多いから、エネルギーを効率的につくりスタミナも向上するでしょう。

一方、姿勢が悪いランナーはどうなるでしょうか。走る際には常に体が揺れ動いているから、上体がまっすぐで骨格がかみ合っていないと、頭を支えるのも難しくなるし、腰や膝などへの負荷も大きくなります。

自分が猫背で走っている姿を想像してみてください。颯爽とした感じがなく格好が悪いし、体全体がブレてケガをしやすくなります。呼吸が浅くなればエネルギーを効率的につくれず、不必要に筋肉が緊張して無駄なエネルギーも使い、非効率な走りになります。これではよいタイムも出にくいでしょう。

肩の力を抜くにはどうしたらいい？

ランニングでは、肩の力を抜くことも大切です。これはどんなスポーツにも言えることですが、余計な力が入るとフォームがみだれやすく、安定した成績も残せません。プロローグで紹介した王選手の話を思い出してください。世界のホームラン王は、力を抜く技術を身につけることによって生まれました。

脱力は、よい姿勢から導かれるものですが、頭ではわかっていても知らず知らずのうちに力が入ってしまうものです。そこで、肩の力を抜く極意をお伝えしておきましょう。

【肩の力を抜く極意】

一　身体と地面との接触部分に体重のすべてを置くイメージを持つ

体重が50キログラムの人ならば、立姿勢の場合、地に接する足の裏が50キログラムであるイメージを持ちます。つまり、足裏以外の身体の重さはゼロであると想像してください。

二　下丹田（身体の中心）に意識を集中させる

下丹田の位置については、第2章の説明を参照してください（↓P・55）。普段から下丹田を意識した呼吸を心がけていれば、どんな時も意識を集中することができるようになります。

三　息を吸う時に肩甲骨を内側に寄せつつ引き下げ、息を吐く瞬間に完全脱力

これは「姿勢矯正エクササイズ」で最後に息を吐き切る動作と基本的に同じです。日頃からこのエクササイズを身につけていれば、運動中でも自然に脱力ができるようになります。無意識に息を吐いている時、人は筋力を使っていません。つまり、呼気時には自然と肩の力が抜けるものなのです。この時に意識して強制的に息を吐こうとすると、余分な筋力を使い力が入ってしまいます。「呼気は意識しないこと」が力を抜くコツです。

エネルギー効率を高めて、老化しにくい体になる

本章では、よい姿勢と体が生み出すエネルギーの関係をみてきました。よい姿勢は、おもに骨を使い、筋肉をなるべく使わない、負担がかかりにくい省エネルギー姿勢です。無駄な筋肉は使いませんが、姿勢を維持する深層筋は発達するので効率よくエネルギーをつくり出せます。よい姿勢を習慣とすることで、ミトコンドリアは増えやすく、活性化しやすくなるためです。

ミトコンドリアが増えるほど、古いミトコンドリアと入れ替わっていくので、ミトコンドリアの質も上がっていきます。ミトコンドリアの質がよくなれば、活性酸素の処理能力も上がり、老化しにくい体になります。

よい姿勢は、体全体に好循環をもたらすのです。

第3章の POINT

☑ミトコンドリアが豊富で元気なほど、人は若々しくなる。

☑エネルギー不足を感じると、ミトコンドリアは増える。

☑日常的なよい姿勢が、最もミトコンドリアを増やす。

☑よい姿勢はミトコンドリアの質を高め、老化しにくい体をつくる。

第4章　姿勢と脳はつながっている

頸椎のゆがみは、脳幹の機能低下をもたらす

人の頭の重さは約5キログラム。首はこれだけの重さを支えているわけですが、首を前傾させるほどその負担は増していき、45度傾けると4倍程度の負荷がかかると言われています。

あなたがスマートフォンをのぞき込みながら、駅の階段を下りている姿を想像してみてください。この時あなたの首には20kg以上もの負担がかかっています。こんな姿勢を続けていれば、筋肉は硬直して血流も悪くなり、首や肩がこってもおかしくないと思いませんか？

血流が滞れば、脳にも影響が出てきます。酸素不足、栄養不足でミトコンドリアでのエネルギー生産能力も低下し、脳の働きが悪くなります。

頸椎《けいつい》の一番上（第1頸椎）あたりで脊髄《せきずい》は、脳幹《のうかん》とつながっています。脳幹は大脳の付け根にあたる部分で生命活動に直結した機能を担っています。その役割

脳幹は生命活動に直結した脳

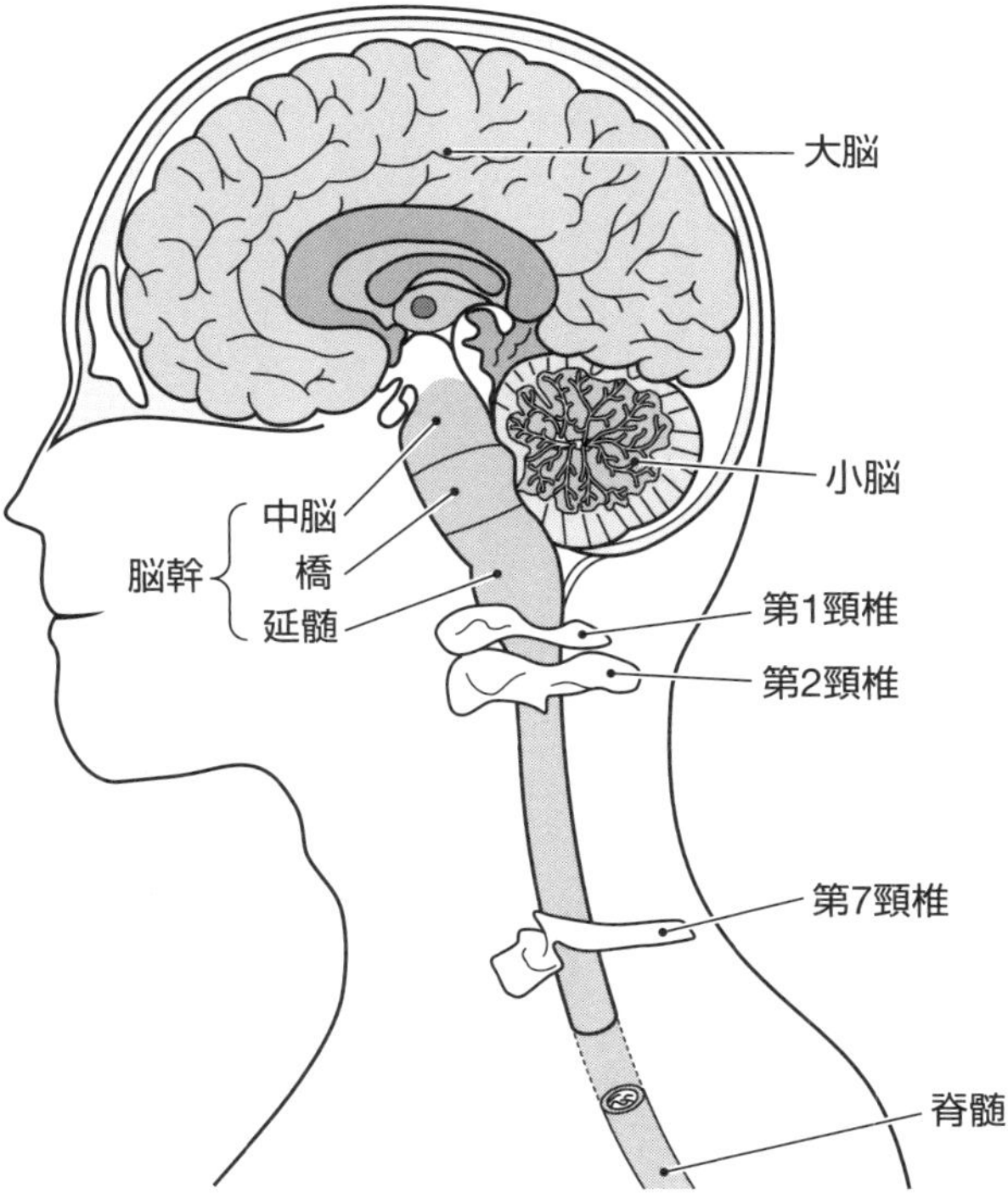

は、心臓の拍動、血液循環、ホルモン分泌、体温や呼吸などの生理機能をコントロールすること。まさに生命活動の中枢です。脳幹の機能停止は死を意味します。

プロレスファンの方なら、「延髄斬り《えんずいぎ》」という技をご存知でしょう。これはアントニオ猪木さんが考案した技で、首の後ろ側に衝撃を与えることで、相手の隙をつくことが狙いです。脳幹の付け根にある延髄は急所ですから、ここを攻撃されると一時的に呼吸器や循環器などの機能が阻害され、脳震盪《しんとう》を起こしたり、手足に力が入らなくなります。

プロレス技なら一瞬気を失うくらいですみますが、交通事故などで頸椎損傷を起こした場合は致命傷となりかねません。

上部の頸椎は、それほど大事な部分を守っているわけですから、ここがゆがむと体全体の機能が低下してしまいます。脳幹は、自律神経系、内分泌（ホルモン）系、免疫系、脊髄筋骨系の相互作用によるホメオスタシス（生体の恒常性）の中枢です。脳幹の機能低下は、体中に弊害をもたらします。

脳幹はホメオスタシスの中枢

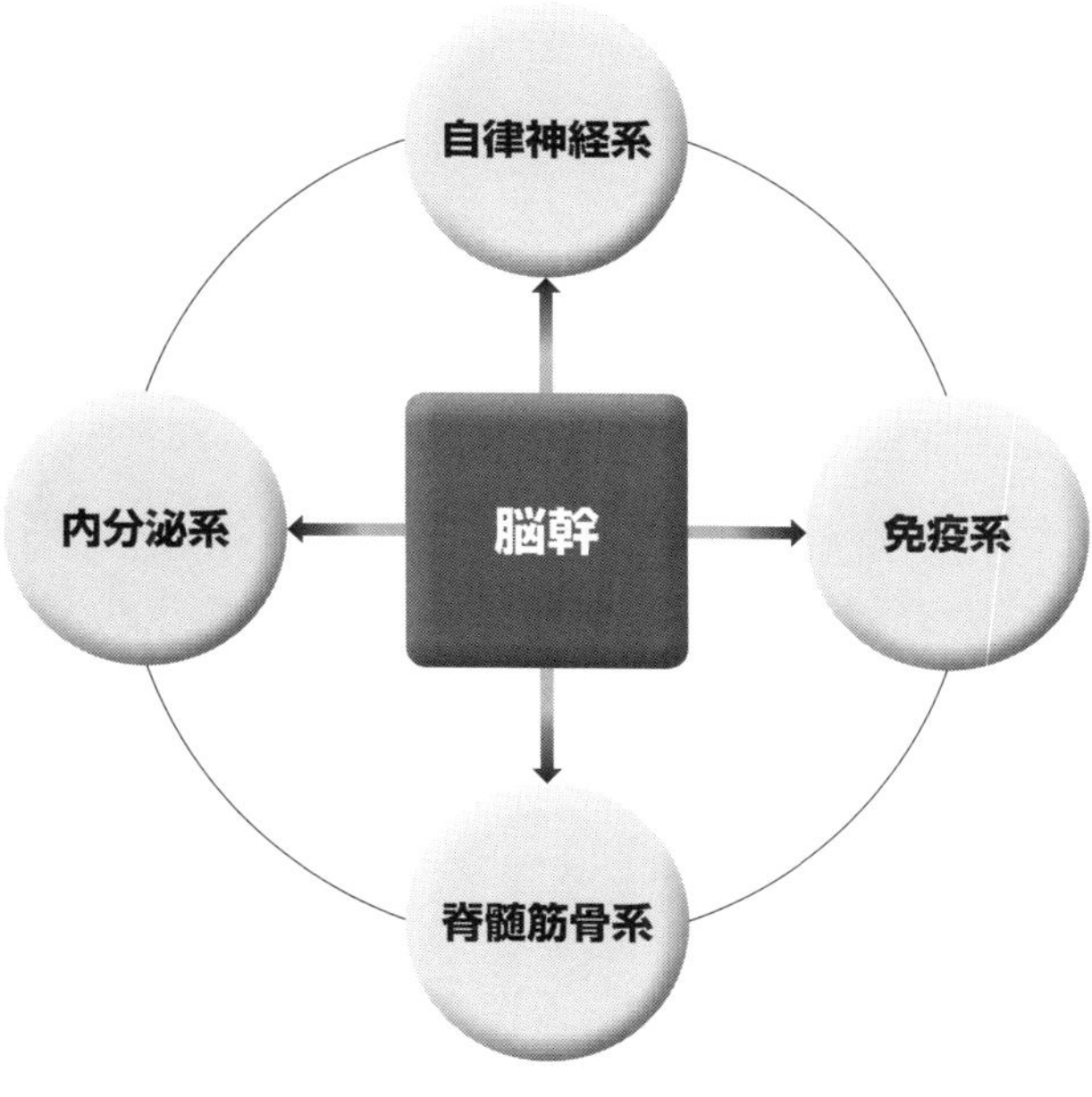

脳幹は、自律神経系、内分泌系、免疫系、脊髄筋骨系をコントロールすることでホメオスタシスを維持し、心拍、呼吸、血流、血圧、血糖、体温、睡眠、排出、食欲、性欲、筋力、骨格、運動機能、五感覚、情動、感情など、人体の生理機能の中枢である。

脳幹の衰えが、脊柱にゆがみをもたらす

頸椎のゆがみは脳幹の機能低下を招きますが、その逆現象も起こります。つまり、脳幹が衰えることで頸椎や脊柱がゆがんでくるのです。

これはどういうことかというと、脳幹の振動リズムが狂うことで頸椎バランスが崩れ、その連鎖が脊柱全体に及んでいくということ。とても微小ですが、脳幹は常に振動しています。脳幹が活性化してうまく機能していれば、その振動は一定のリズムを刻みますが、機能が衰えるとその振動リズムが崩れてしまうのです。

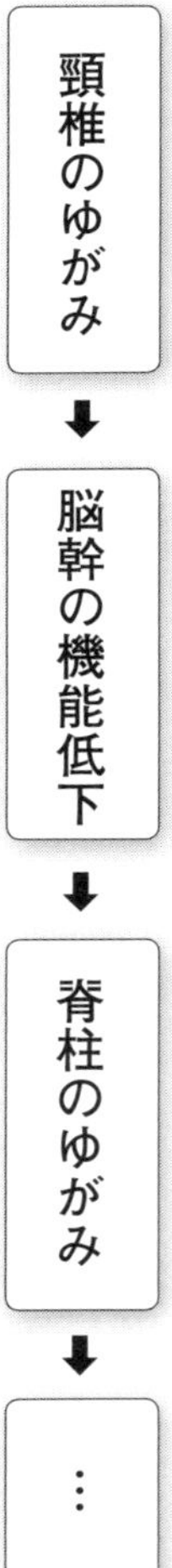

このような悪循環が続くと、健康が損なわれる一方です。そんな状況から脱するために、第1頚椎と第2頚椎のバランスを施術で整えると、脳幹が活性化して背中全体のゆがみも解消されていきます。それでも、普段の姿勢が悪いままだとまた元に戻ってしまうでしょう。だから、よい姿勢を習慣にすることは、とても大切なのです。

セロトニンが抗重力筋を増強する

姿勢と脳幹の関係について、もう少し詳しくみていきましょう。脳幹の中央部に位置する縫線核《ほうせんかく》という部分には、セロトニン神経があり、ここからセロトニンと呼ばれる神経伝達物質が分泌されます。セロトニンについては、ご存知の方も多いでしょう。健康情報として、「セロトニンが不足するとうつ病になる」というような言い方で取り上げられることが多いですから。

姿勢を維持する抗重力筋

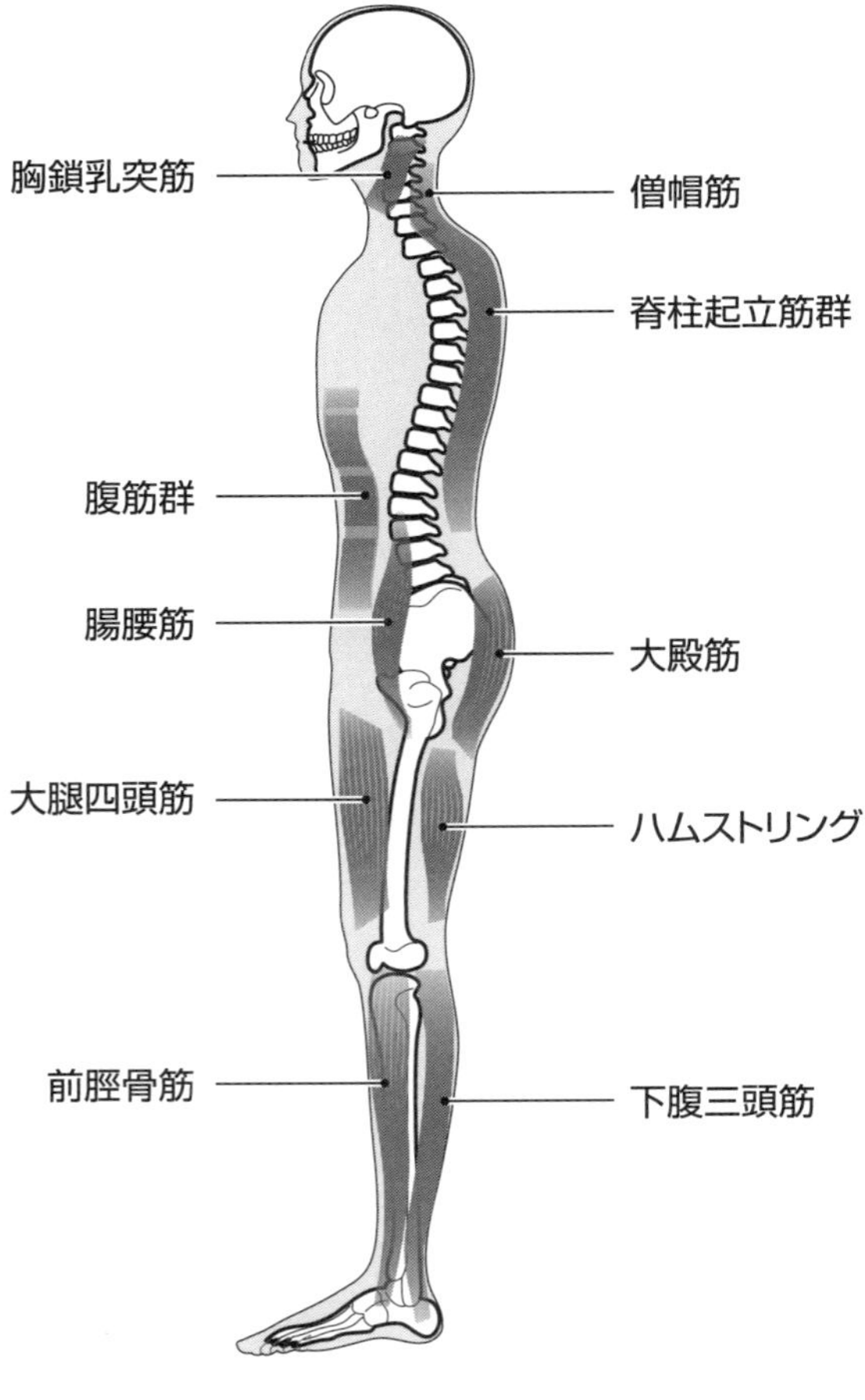

うつ病という言葉から、セロトニンは精神面に関与する物質というイメージを持つ方も多いと思います。確かに、セロトニンには心のバランスを保つ役割がありますが、実はもっと広い範囲に影響を与えています。

まず、姿勢との関係ですが、セロトニンは運動ニューロンを通して抗重力筋《こうじゅうりょくきん》に働きかけます。抗重力筋とは重力に対して姿勢を保つための筋肉で、首を立たせる僧帽筋《そうぼうきん》や胸鎖乳突筋《きょうさにゅうとつきん》、背骨を支える脊柱起立筋《せきちゅうきりつきん》群や腹筋群、股関節を支える大《だい》殿筋《でんきん》や腸骨筋《ちょうこつきん》、上肢と下肢の伸筋《しんきん》群、瞼を引き上げる眼瞼挙筋《がんけんきょきん》、よだれが流れるのを抑える咬筋《こうきん》などがあります。セロトニン神経が活性化すると、抗重力筋群を支配する運動神経が興奮し、姿勢や顔つきが引きしまります。したがって、セロトニン神経を鍛えると抗重力筋が鍛えられ、よい姿勢を維持することができ、顔つきもキリっとしてきます。

脳の覚醒はセロトニンから

寝起き直後は、誰でも意識や顔つきがぼんやりして、体全体が緩んだ状態です。ここで目覚めとともにセロトニン神経が活性化してくると、抗重力筋群に活が入り、体全体がシャキッとして活動モードに切り替わります。

セロトニンには、体を覚醒させる働きがあります。睡眠時には、セロトニン神経がほとんど働かず、睡眠ホルモンと言われるメラトニンが間脳にある松果体《しょうかたい》から分泌されます。

朝日が昇り、網膜を通して光の情報が間脳の視床下部《ししょうかぶ》にある視交叉上核《しこうさじょうかく》に到達すると、メラトニンの分泌が止まり、セロトニン神経が働き始めます。私たちが朝目覚めて、脳と体が活動開始するためには、セロトニンが欠かせません。十分な睡眠をとれば、目覚めからスッキリ爽快な気分になれますが、この気分はセロトニンがもたらしてくれるものだったのです。

交感神経をONにする

　セロトニンは、自律神経の調整も行います。自律神経は、活動時に優位となる「交感神経」と休息時に優位となる「副交感神経」のバランスにより、心拍、血流、消化、排せつなど体全体の生理機能を司っています。二つの自律神経の関係は、下の表のようになります。

　私たちが朝目覚める時、副交感神経優位から交感神経優位の状態にシフトチェンジしなければなりません。

セロトニンが交感神経を適度に緊張させると体は活動状態になる

交感神経	自律神経	副交感神経
活動	⟷	休息
強める	心拍	緩める
上げる	血圧	下げる
縮める	血管	広げる
抑制する	消化	促進する
抑制する	排泄	促進する

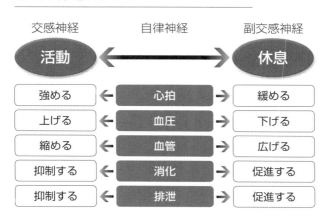

その役割を担っているのがセロトニンです。セロトニンが交感神経を適度に緊張させることで、体はスタンバイ状態になります。朝なかなか起きられない人は、もしかしたらセロトニンが不足しているのかもしれません。

セロトニンは痛みも和らげる

さらに、セロトニンには鎮痛作用があります。セロトニン神経が活性化すると、鎮痛物質が脳と脊髄に分泌されて、痛みを感じにくくなるのです。逆にセロトニン神経が衰弱すると、痛みに敏感になり、頭痛などが起こりやすくなります。

ちなみに、片頭痛の原因は、ミトコンドリアの機能低下と言われています。セロトニン神経はエネルギーをたくさん使うので、ミトコンドリアの働きに大きな影響を受けています。したがって、ミトコンドリアの機能低下はセロトニン神経の機能低下に直結してしまうのです。

3つの物質が、感情をつくり出す

喜怒哀楽。人間には多様で複雑な感情があります。しかし、なぜ生き物が感情を持つようになったかを探っていくと、「快か不快か」というシンプルな2つの感覚が起源となるという説があります。

進化の過程で、自己の生存や繁殖に有利となるものに快感を覚え、逆に生命を脅かすものに不快を感じ、それが感情として発達してきたのではないかとする考え方は、脳科学分野の研究者の間でも広く受け入れられているようです。

「好き・嫌い」「いい感じ・いやな感じ」「ポジティブ・ネガティブ」など、確かに感情を大きく分けると快（プラス要素）か不快（マイナス要素）かに大別できます。人間の感情にかかわる神経伝達物質も、ドーパミン（快）とノルアドレナリン（不快）に分かれていて、その二つを中和する要素としてセロトニンがあると考えるとわかりやすいと思います。

ドーパミンは、食欲や性欲など人間の意欲をかき立てる神経伝達物質で、「好き」「気持ちいい」といったポジティブな心の状態や行動に関与しています。一方のノルアドレナリンは、危機に対する反応をつかさどる神経伝達物質で、不安やストレスに対する覚醒や集中力に関与しています。

意欲を持つこと、危機を乗り切ること、どちらも人間にとって必要なことですが、どちらかが極端に暴走すると問題が生じます。

ドーパミンによる「快」の情報回路が際限なく快を追い求め始めると、自己抑制が効かなくなります。過食症、アルコール中毒、ギャンブル依存などの様々な依存症には、ドーパミンが関与しています。

ノルアドレナリンによる危機管理が行き過ぎると、大した危機でもないのにすぐに逃げようとする反応が生まれます。パニック障害や不安障害はノルアドレナリンの過剰反応によるもので、ちょっとしたストレスにも耐えられなくなってしまうのです。

セロトニンには、ドーパミンやノルアドレナリンによる感情の暴走を抑制する役割があります。セロトニンが分泌されることによって、ドーパミン、ノルアドレナリンのバランスがうまく保たれると、心は安定してきます。

脳内セロトニンが不足したら?

姿勢の維持、脳と体の覚醒、自律神経の調整、痛みの抑制、心の安定。

心をつくり出す神経伝達物

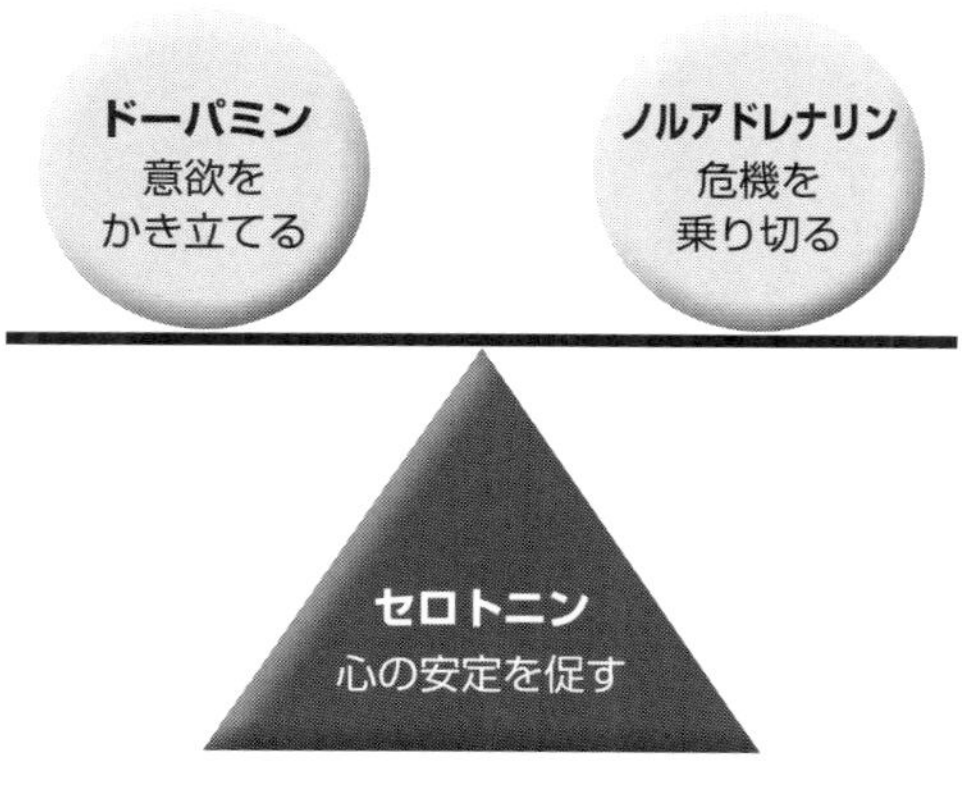

脳幹という生命の中枢にあるセロトニン神経は、実に多様で重要な役割を担っています。では、脳内のセロトニンが不足したらどうなるのでしょう？

姿勢に関しては、セロトニンによる抗重力筋への働きかけが弱くなると、猫背になりやすく、顔の表情もどんよりして老けた感じになりがちです。背筋を伸ばした姿勢を続けられない方は、セロトニンが不足しているのかもしれません。そしてなにより、悪い姿勢が体全体の不調につながり、老化に拍車をかけることは、もうすでに理解されていることでしょう。

セロトニンが不足すると、睡眠障害も起こりやすくなります。朝の目覚めを促してくれるセロトニンには体内時計の役割もありますから、生活リズムが狂うと睡眠ホルモンであるメラトニン分泌にも影響し、睡眠の質が落ちてしまいます。

睡眠時にはあまり活動しないセロトニン神経ですが、実は睡眠中にも大切な役割があります。睡眠中、私たちは無意識に呼吸していますが、この時血液中の酸素が不足すると、セロトニンが分泌されて呼吸中枢を刺激します。この刺激が弱いと熟睡できず、気道閉塞を起こすことさえあります（睡眠時無呼吸症候群《すいみんじむこきゅうしょうこうぐん》）。

セロトニン不足で体は冷える

「冷えは万病のもと」とよく言われますが、セロトニン不足は低体温も招きます。体温の情報は、皮膚や体の深部にある「温度受容器」から脳の視床下部にある「温熱中枢」に伝えられ、そのフィードバック情報を得た自律神経系や内分泌系などが体温調節を行います。

セロトニンには、温度受容器から伝わってきた体温の情報（血液の温度変化）を温熱中枢に伝える役割があります。したがって、セロトニンが不足すると温熱中枢にうまく情報が伝わりにくくなります。

例えば、冷え性の人がお風呂に入っても体が温まりにくいのは、「体温が低いという情報が、セロトニン不足によって脳の温熱中枢に伝わっていないから」と

セロトニン不足による症状例

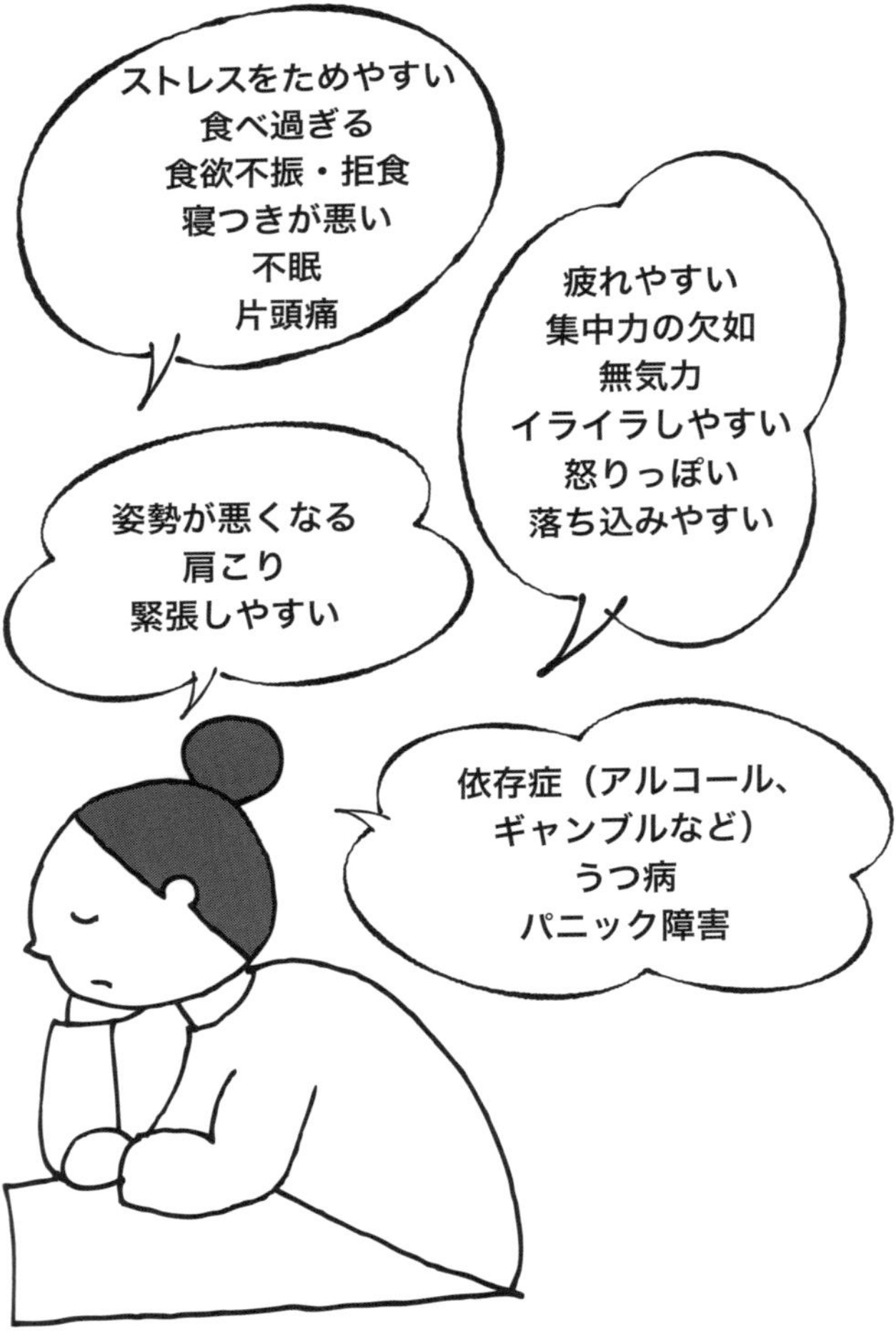

考えられます。

さらに、セロトニンは自律神経の調整役もしていますから、セロトニンが不足すると交感神経と副交感神経のバランスが悪くなり、体温調節もうまくいかなくなります。

このように、セロトニン不足が体に及ぼす影響を挙げ始めたらキリがありません。セロトニンの不足は体中に影響を及ぼし、不足した状態が続くことで病気になったり老化の進行を早めます。

太陽がセロトニン神経を活性化する

では、セロトニンが不足してしまう原因は何でしょうか？　具体的な原因の話の前に、ひとつ押さえておきたいことがあります。それは、セロトニン神経が活性化する因子・条件についてです。セロトニン神経が活性化しなければ、セロトニンも分泌されないわけですから…。

○太陽の光
○リズム運動

この二つが、セロトニン神経を活性化させます。まず、「太陽の光」ですが、太陽光が網膜《もうまく》を刺激するとセロトニン神経は活性化します。セロトニンの刺激により目が覚めて活動モードに切り替わるのは、太陽のおかげというわけです。

しかしここで、「太陽光じゃなくても部屋の照明で十分じゃない？」と思われた方がいるかもしれません。そんな方のために、太陽光の明るさがどれくらいか簡単にお伝えしておきましょう。

通常の室内照明の明るさは２００～５００ルクス程度で、太陽光の明るさの10分の１程度です。雨や曇りの日は直射日光が当たりませんが、それでも屋外の明るさは室内照明の５倍以上くらいあります。

家庭用照明程度の明るさでは、睡眠に大きな影響を与えないのです。部屋の電気をつけっぱなしでも眠れるのはそのためです。では、目が覚めるほど強い人工照明はどれくらいかというと、野球場のナイター照明のレベルです。太陽エネルギーがいかに偉大であるかがわかりますよね。

リズムとセロトニンの関係

次に「リズム運動」について考えてみましょう。リズム運動には、セロトニン神経の活動様式が関係しています。セロトニン神経は、人が活動している間は非常に規則的に働きます。健康な心臓の鼓動のように、一定のリズムでセロトニンを分泌します。生理学用語では、このような活動を「インパルス発射」と呼んでいます。活性化したセロトニン神経は、人が目覚めて覚醒している間はずっと、持続的に活動します。

このような特性を持つセロトニン神経は、呼吸、歩行、咀嚼《そしゃく》などの規則的なリズム運動によってインパルス発射を増強させます。つまり、私たちの日常的な活動により、セロトニン神経を活性化させることができるのです。

セロトニンが不足する原因は？

「太陽の光」と「リズム運動」。セロトニン神経を活性化させる二つの要素を欠いた生活が、セロトニン不足を招きます。

セロトニンを不足させる生活パターン1

× 朝日の入らない部屋で、出かける直前まで寝ている。
× 昼夜逆転で夜型生活。
× 慢性的な睡眠不足。

生活リズムが乱れると、セロトニン神経が活性化しにくくなります。朝日が網膜を刺激しないとセロトニンが分泌されないので、目覚めたらすぐにカーテンを開けて部屋を明るくしてください。

朝日を浴びることによって、睡眠ホルモンであるメラトニン分泌はストップします。メラトニン分泌からセロトニン分泌へ切り替わることで、すっきりと目覚めることができます。

朝にストップしたメラトニンは、それから約14時間後に再分泌され始め、分泌開始から2時間後にピークを迎えます。したがって、午前6時に起床した人ならば、午後8時ごろからメラトニンの再分泌が始まり、ピークを迎える午後10時に就寝するのが理想的な生活リズムです。

十分な睡眠時間を確保できないことも、セロトニン不足につながります。睡眠不足が続くと、本来は睡眠で解消されるはずのストレスが蓄積され続け、セロトニン神経が衰弱していくからです。

ストレスは、セロトニン不足を招く最大要因と言っていいでしょう。人がストレスを受けると交感神経が過敏となり緊張した状態が続くので、自律神経のバランスをとるためにセロトニンが消費されます。さらに、ストレスに対抗するために副腎皮質ホルモンが分泌される影響で、慢性的なセロトニン不足に陥ります。

ストレス社会で生きる現代人は、仕事や学業、対人関係などで様々なストレスを避けられません。セロトニン神経は、短期的ストレスよりも慢性的なストレスの影響を受けやすいので、しっかり睡眠時間を確保してストレスを溜めないことが大切です。

セロトニンを不足させる生活パターン 2

× デスクワークが多く、運動不足気味。
× 車を使うことが多く、あまり歩かない。
× 階段は避けて、エスカレーターやエレベーターを使う。
× 早食いであまり噛まずに食べる。

運動不足は、セロトニン不足の大きな要因です。デスクワークが多い人は、意識的に運動する時間をつくりましょう。エスカレーターやエレベーターを使わない、近所への買い物では車を使わないなど、ちょっとした工夫で運動量を増やすことができます。

1日に5分間リズム運動を取り入れるだけでも、セロトニン神経は活性化します。早朝に散歩する習慣を身につければ、朝日を浴びながらリズム運動ができるので、効率的にセロトニンを増やせます。

ウォーキングでセロトニンを増やすコツは、一定の歩調で歩くことと、歩くことに集中すること。言語脳（左脳）を働かせないほうが、セロトニン神経が活性化しやすいからです。

セロトニンを増やす際には、激しい運動は必要ありません。疲労するほど運動すると、体内に乳酸が蓄積されてセロトニン分泌が妨げられてしまいます。リズミカルで単純な運動を疲れない程度に行うことが理想的です。

咀嚼も大事なリズム運動です。食事の際は、ゆっくりと規則的に咀嚼することで、セロトニン神経が活性化されます。早食いの人は、よく噛まないのでセロトニンが分泌されず、急激な消化活動によって活性酸素も生じやすくなります。早食いの習慣は老化への第一歩、ゆっくりよく噛んで食事を楽しむことが大切です。

セロトニンを不足させる生活パターン３

× 偏食が多い。
× 無理なダイエットを続けている。

セロトニンをつくる栄養素

トリプトファンを多く含む食品	乳製品（牛乳、チーズ、ヨーグルトなど）、大豆製品（油揚げ、豆乳など）、魚類（カツオ、マグロなど）、肉類、果実類（アボカド、バナナなど）、野菜類（ほうれん草、ニラなど）、種実類（カシューナッツ、落花生など）、穀類など
ビタミンB3（ナイアシン）を多く含む食品	魚類（タラコ、カツオ、マグロ、イワシなど）、肉類、キノコ類（マイタケ、エリンギなど）、落花生、そば、玄米、大豆、スパゲッティなど
ビタミンB6を多く含む食品	きな粉、大豆、魚類（マグロ、カツオ、イワシ、サンマ、アジなど）、鶏肉、海苔、ピスタチオ、ゴマ、唐辛子、にんにくなど
亜鉛を多く含む食品	牡蠣、煮干し、ココア、松の実、ゴマ、豚肉、牛肉、カニ、チーズなど
マグネシウムを多く含む食品	海苔、ワカメ、昆布、干しエビ、しらす干し、油揚げ、大豆製品、アサリ、イワシなど

セロトニンは、トリプトファンと呼ばれる必須アミノ酸、ビタミンB3（ナイアシン）、ビタミンB6、亜鉛、マグネシウムなどから合成されます。これらの栄養素をバランスよく摂取することでセロトニンはつくられるので、偏食や無理なダイエットもセロトニン不足の原因となります。

よく「セロトニンを増やすためにトリプトファンが多く含まれる食品を摂りましょう」といった健康情報を見かけます。しかし、話はそう単純ではありません。例えば、肉類や乳製品にもトリプトファンが含まれていますが、これらの食品にはトリプトファン以外の必須アミノ酸も多く含まれており、それらが邪魔をしてトリプトファンが脳に届きにくくなります。つまり、肉類や乳製品を摂りすぎると逆にセロトニン不足を招く可能性もあるということです。

セロトニンの材料となる栄養摂取は大切なことですが、食品だけでセロトニンが増えるわけではないことも心得ておきましょう。

セロトニンの増やし方

ここまでの話で、セロトニンを増やす方法も見えてきましたね。

〈セロトニンを増やす方法〉

- 目覚めたら太陽の光を浴びる。
- 睡眠時間を確保し、ストレスと疲労を解消する。
- 呼吸、歩行、咀嚼などの「リズム運動」を心がける。
- セロトニンをつくる栄養素が含まれた食品をバランスよく摂る。

一つ補足しておくと、セロトニン神経が活性化しやすいように鍛えるには、呼吸法が非常に有効です。下丹田を意識した腹式呼吸で、気がついた時に深呼吸する習慣を身につけると、筋トレのように セロトニン神経を鍛えることができます。第２章で紹介した「姿勢矯正エクササイズ」もぜひ活用してください。

深呼吸は、セロトニン分泌を促すだけでなく、ミトコンドリアを活性化し、さらには過剰なストレスも除去してくれます。よい姿勢で深呼吸。これを常に心がけましょう。

脳、腸、血管で役割を変える

セロトニンについていろいろ説明して

セロトニンの体内分布と作用

セロトニンの分布	セロトニンの作用
脳内（2%）	姿勢の維持 脳と体の覚醒 自律神経の調整 痛みの抑制 心の安定
血液中（8%）	止血 血管の収縮
腸内（90%）	ぜん動運動 整腸

きましたが、本章では、脳内でつくられるセロトニンのみにスポットを当てています。

実は、体内のセロトニンのうち、脳内で作用するセロトニンは2％しかありません。セロトニンの90％は腸内、残りの8％は血液中に存在します。そしてこれらのセロトニンは、部位によってそれぞれ異なった働きを持っています。ここではそこまで立ち入りませんが、セロトニンには非常に多様な働きがあることを覚えておくといいでしょう。

第4章のPOINT

- ☑脊柱がゆがむと、体全体の機能が低下する。
- ☑脳幹は、ホメオスタシスをコントロールしている。
- ☑脳幹でつくられるセロトニンは、心身両面に多大な影響力をもつ。
- ☑セロトニン神経は、太陽光とリズム運動で活性化する。

第5章 抗重力姿勢は、がんを予防する

私が治療家を志した理由

私は若いころ、腰痛に悩まされていました。まだ治療家になる前の話です。当時、社会人としての第一歩をＩＴ業界のエンジニアとして踏み出した私は、毎日12時間以上、徹夜残業もいとわずデスクワークに明け暮れていました。

いつも椅子に浅く腰掛け、足を組み、猫のように背中を丸め、顎を突き出してパソコンをのぞき込む毎日。今思い返してみれば、絵にかいたような悪い姿勢で仕事をしていたのです。あまりの忙しさに運動不足も重なって、20代前半という若さで立派な腰痛持ちになりました。

当時の私は、腰痛も病院に行けば治してもらえるだろうと思い込んでいたので、医師に言われるがまま注射や薬、コルセットやけん引の治療を受けていました。

ところが、様々な治療を受けても腰痛はいっこうに改善されません。治療後しばらくは症状が落ち着くものの、またすぐに痛みが再発するということの繰り返しでした。

「もしかしたら、一生この痛みは消えないのでは？」

そんな不安に苛まれるようになった私は、様々な医療文献を読み漁りました。西洋医学、東洋医学、整体、カイロプラクティック、代替医療…。なんとか腰痛を治したい一心で乱読を重ねた末、一つの結論を得ることができました。

その結論とは、身体の不調を根本的に治すためには、身体のゆがみ（狂ってしまっている身体バランス）を正しい状態に戻す必要があること。そして、治った状態を維持するには、定期的な運動が欠かせないということです。

それからは、病院への通院を継続しながらも、整体やマッサージ、ストレッチなどによる施術を受けるために治療院にも通ったり、運動不足解消のためスポーツジムに通ってみたりもしました。

しかし、ただでさえ忙しい毎日なのに、治療と運動を継続していくことは時間的にも体力的にも本当に大変で、結局長続きはしませんでした。

こんな苦い経験から、運動不足を補うための「運動療法」と身体のゆがみを改善するための「手技療法」を融合した治療法が、私が求めている根本治療なのではないかと考えるようになりました。そして、もし、そんな治療法がみつかれば、きっと私と同じような悩みや不安を抱えている方の問題を解決できるはずだと直感し、治療家への道を志すようになったのです。

全体を見て、根本治療へと導く

その後、私は、東洋医学系の学校や様々なセミナーに通い、手当たり次第に関連書籍を読み、多くの手技療法の理論と実践を学んでいきました。

東洋医学は、伝統医学であり経験医学です。日本における東洋医学は中国医学を基礎としています。３０００年もの歴史があると言われる中国医学に蓄積された臨床経験やその実績は、膨大なものです。これらをまとめて体系化されたものが、現在の東洋医学です。東洋医学には、古くから全体を見て根本治癒へと導く発想があります。その一例をご紹介しましょう。

『黄帝内経《こうていだいけい》』という世界最古の医学書があります。これは東洋医学の基礎となる文献で、黄帝内経の中心に位置づけられている治療法が、「導引按蹻《どういんあんきょう》」です。

「導引とは、筋骨を揺るがし支節を動かすを謂う。按は皮肉を抑え按ずるを謂う。蹻とは手足を捷挙《しょうきょ》するを謂う」（黄帝内経）

これを現代的に表現すると、「筋肉や関節を揺り動かして骨格を矯正すること（導引）、硬くなった筋肉を手技により緩めること（按）、弱くなった筋肉を運動させること（蹻）」となります。

つまり、これらの手段によって全身のゆがみやバランスを改善し、筋肉や関節の機能を回復させることで、根本的な治癒がもたらされると解釈することができます。

東洋医学と古武術活法

また、日本に古くから受け継がれている「古武術活法《こぶじゅつかっぽう》」からも多くを学びました。古武術活法も、中国医療の影響を受けた治療術とされています。

武術では、無駄のない姿勢や動作（身体の使い方）を重要視しますが、そこでは常に自然の法則にかなった身体の状態（健康）が保たれていなければなりません。戦国時代などは、武術の腕が生死に直結した時代でした。戦いで傷ついた兵士は、その場で治療しすぐに動き出さなければ、命を落としてしまいます。

古武術活法は、そのような時代に発展し、兵士たちは、骨折、脱臼、捻挫、挫傷、打撲といった身体の損傷に対し、骨、関節、筋肉などの異常を直ちに発見して、本来の正しい状態に回復させる術（活法）を身につけていたといいます。

現代においても、日本には「柔道整復師」という国家資格があります。昔は「ほねつぎ」や「接骨師」とも呼ばれていましたが、柔道整復術も代表的な武術活法の一つなのです。

独自の「ＡＭＳ療法」を開発する

中国医学と武術活法。私はこれらの東洋医学的治療法をベースに、理学療法などの西洋医学的治療法と、カイロプラクティックやオステオパシーなど米国で発展した理論や技術も取り入れて、より「即効（短い時間）」で「安全」に「快適」に全身の筋肉や骨格のバランスを取り戻す根本治療法を独自に追求し、「ＡＭＳ療法（メソッド）」を開発しました。

ここで簡単にＡＭＳ療法の概要をお伝えしておきましょう。ＡＭＳ療法とは【Active (assistive & resistance) Movement & manipulation Supporting method】の略で、「自動（介助および抵抗）運動と手技による筋肉・関節・神経機能改善法」です。

具体的には、関節の「不整合」、筋肉の「運動不足」と「休養不足」を包括的に改善して「身体のゆがみ」を解消する、いわば「運動嫌いな方・忙しい方・運動ができない方のためのメディカル・フィットネス療法」と言えるでしょう。フィットネス（fitness）というのは、肉体的観点、健康的観点で望ましいと考えられている状態にかなっている状態、およびそのような状態でいること、そのような状態になるために行う行為・活動などを指しています。

なかなか改善しない頭痛や肩こり、腰痛などは、「身体のゆがみ」＝「荷重関節（背骨・骨盤など）と深層筋（インナーユニットなど）の機能異常」が原因であることが多いのです。

身体の様々な動きと構造は一体のものであり、構造に変化が現れると機能にも影響が及び、機能に異常が起こると構造にも変化が起こります。ＡＭＳ療法ではこのような視点から、解剖学的な要素と生理学的な働きを重視し、そのうえで身体の営みを総合的に考えながら施術を進めます。肩こりや腰痛などの部分的な症状を抑えるだけではなく、全身に対して「安全」「即効」「快適」に、主に関節と深層筋に対してアプローチしていきます。

「心身一如（心と体の働きは一体である）」という言葉がありますが、心の問題が身体に現れることもあります。これは、心のトラウマやストレスなどの除去法である「洗心術（メンタル療法）」によって改善していきます。

人間の身体には、自ら正常な状態に戻そうとする力が備わっています。「身体のゆがみ」を改善すれば自然治癒力も向上し、真の健康な状態へと導かれていくのです。

自然治癒力と根本治療

ＡＭＳ療法の詳細についてはまた別の機会にお話しするとして、本書でお伝えしているのは、ＡＭＳ療法の根拠となっている人体の仕組みです。人の体が、いかに自然界の法則に適応したものであるか、その仕組みを解き明かすことで根本治療が可能になります。私は皆さんに、まずそこから知っていただきたいのです。

私が若いころに経験した腰痛を例とすれば、腰の痛みを薬などで緩和してもすぐに再発したのは、症状を抑えるだけの対症療法を続けていたからです。腰痛の原因である身体のゆがみを正すという根本治療と巡り会うまで、私の腰痛は治りませんでした。

風邪をひいた時、解熱剤や咳止めを飲むのも対症療法です。熱が出たり咳が出るのは、体自身が治そうとする力（自然治癒力）によるものですが、西洋医学では症状に対する対症療法という発想しかないので、風邪を治すことはできません。

それでも風邪が治るのは、解熱剤や咳止めとは関係なく、体力が回復したり自身の白血球が風邪ウィルスを撃退したからで、いつの間にか自然治癒力で治っているということです。

「西洋医学は対症療法にすぎない」とよく言われます。確かに対症療法では根本治癒に至りませんが、「だから対症療法は必要ない」というのも言い過ぎです。対症療法が必要なケースも多々あります。

救急搬送されてきた患者さんの命をつなぎとめたり、耐えられないほどの苦痛をまず取り除く必要がある場合もあるでしょう。急性期の脳梗塞などでは、血管を破綻させない処置がことさら重要となります。このような状況において西洋医学は威力を発揮します。

「西洋医学か東洋医学か」「対症療法か原因療法か」ということよりも、根本治療をどう捉えているかが問題です。これまで人類が積み上げてきた知恵と技術をいかにバランスよく活用していくかが、これからの医療をより発展させていく鍵となります。

代替医療、予防医療ががん患者を減らしている

例えば、がんの治療法について考えてみましょう。これまでの西洋医学は、悪性腫瘍（がん細胞）を取り除くことに注力してきました。いわゆる三大療法と呼ばれる手術療法、化学療法（抗がん剤や分子標的薬を使った治療）、放射線療法は、「がん細胞がなくなればがんは治るだろう」という対症療法的な発想です。

これらの治療で悪性腫瘍をうまく取り除けば、がんは一時的に寛解します。しかし、症状が進行している患者さんほどそれは難しく、悪性腫瘍の転移をモグラ叩きのようにつぶしていく方法に限界を感じている医師も多いはずです。

そんな現状から、近年では免疫療法や遺伝子療法などの代替治療法を取り入れたり、治療よりも予防を重視する医療機関が増え始めており、特に欧米諸国で成

果を上げているという話をよく聞きます。個々の治療法についてここで論じるつもりはありませんが、がんの原因をしっかり捉えた医療が確立されていくべきだと思います。

「がん」と「老化」の原因は同じ

第1章で「がん細胞は、老化とともに増える遺伝子のキズ（細胞複製時のエラー）が原因となって生まれる」と書きました。そして私たちの細胞は、何度も分裂して再生を繰り返すうちに、遺伝子にキズがつき、錆びついたり壊れやすくなるという劣化（＝老化）を免れることはできません。つまり、「がん」も「老化」も細胞の劣化によるものです。

がんの発症は、傷ついた遺伝子が修復されずに突然変異を起こすかどうかにかかっています。突然変異が起きなければ単なる老化ですみますが、突然変異が起きればがんになる。これはほとんど「運がいいか悪いか」の違いと言ってよいでしょう。

しかしこの運は、自力で改善可能な運です。がんになりにくい運勢とするには、細胞の劣化を極力防げばいいのですから、これは老化を防ぐことと同じです。

しかし、これだけでは「なんだか話が簡単すぎませんか？」と言われてしまいそうですね。では、もう少し詳しく説明していくことにしましょう。

「老化」も「がん」も細胞の劣化が原因

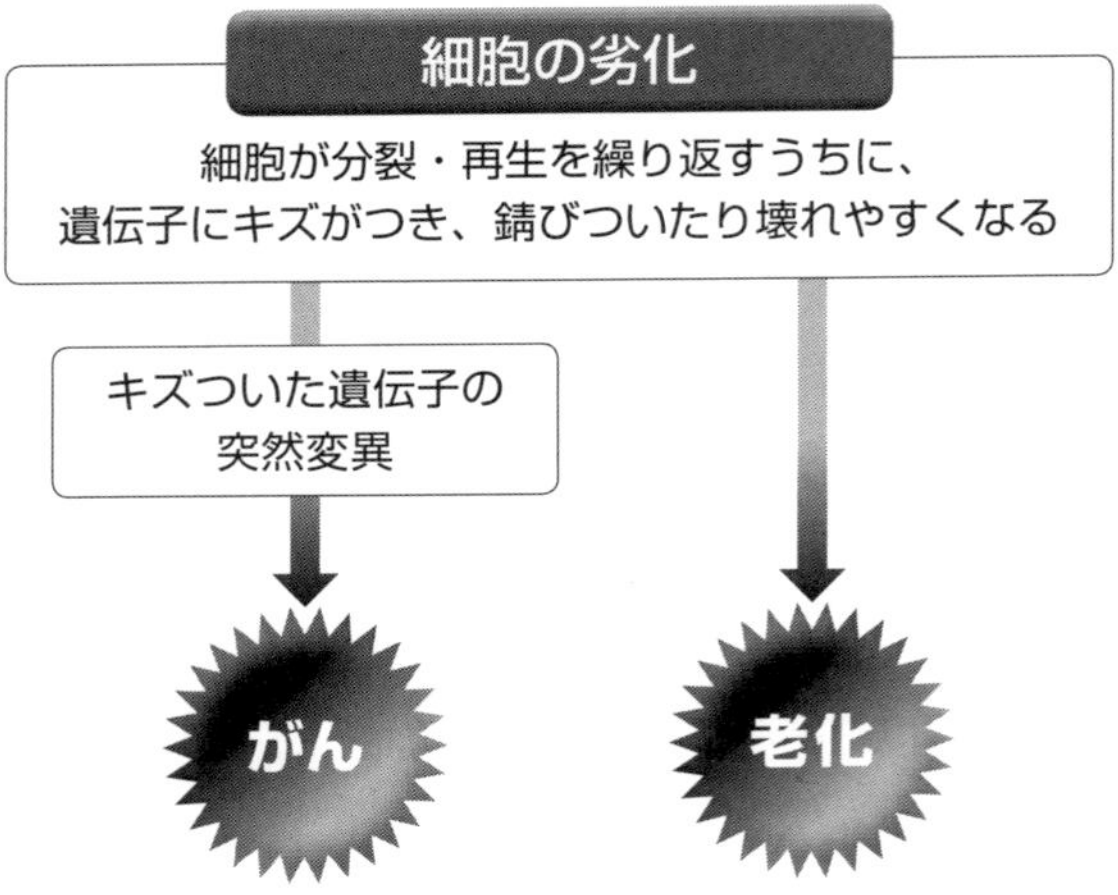

ストレスがもたらす「細胞の劣化」

本書を最初から読み進んできた方であれば、老化の原因である細胞の劣化が、様々なストレスの影響によることを理解されているはずです。重力のストレス、酸化のストレスという地球環境レベルのストレスをベースに、私たちは日常生活で様々なストレスにさらされています。

では、ストレスを受けた人体はどんな反応を示すのでしょうか？　人体のホメオスタシスにおいて司令塔となる自律神経は、交感神経を緊張させてストレスに対応しようします。交感神経の緊張によりアドレナリンやノルアドレナリンといった抗ストレスホルモンが分泌され、心拍数や血圧が上がります。わかりやすく言えば、体を興奮させてストレスと闘う態勢にもっていくわけです。

心拍数や血圧が上がると、血管は収縮します。すると血液は酸性にかたむいて赤血球どうしがくっついてしまい、血流が滞りがちになります。そんな状態が続けば血管も細くなっていきます。血流が悪くなれば、酸素供給も減ってエネルギー生成回路は解糖系に傾いていきます。

持続的なストレスが続くと、血流が滞った状態が恒常化していきます。血流が悪くなると、全身への酸素配給が減ってエネルギー不足になります。ミトコンドリアがうまく機能しなくなり、活性酸素も出やすくなります。つまり、酸素不足、栄養不足で細胞の再生能力が低下し劣化を招きます。

ストレスが細胞劣化をもたらす

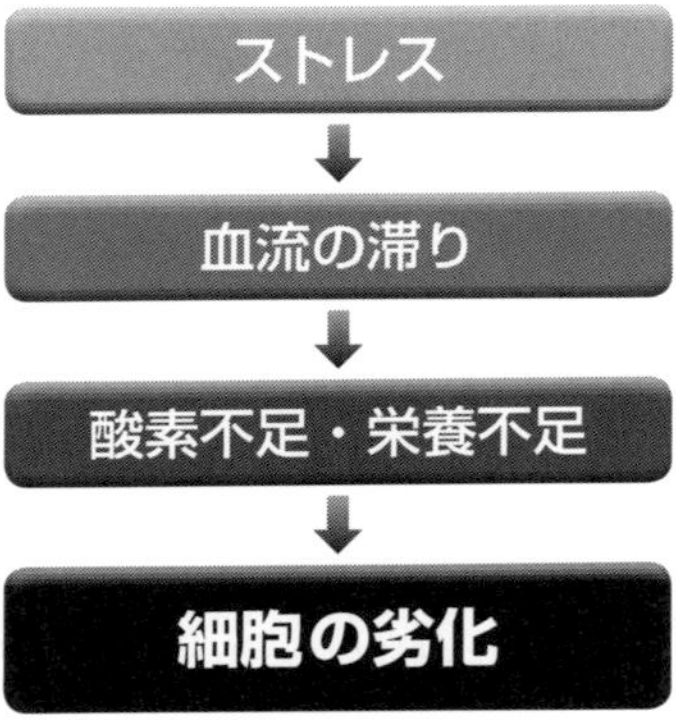

低体温は、人間の活動力を低下させる

ストレスにより血流が滞ると、全身の隅々まで張り巡らされた毛細血管まで血液が届かなくなり、冷えを招きます。ストレスはセロトニン不足も招きますから、温熱中枢への情報伝達もうまくいかなくなり低体温が体質化していきます。

低体温は身体に様々な不調をもたらしますが、そもそも低体温がなぜいけないのでしょう？　ここで体温について少し考えてみることにします。

人間の平熱は36～37度程度が理想と言われています。平熱がこれくらいあれば、身体が活発に活動できるからです。熱が高すぎても低すぎても日常生活に支障が出ることは、誰もが体感していることですね。

他の恒温動物（体温を一定に保てる動物）の平熱を調べてみると、鳥類は大体40度以上あり、海に住むイルカなどは35度程度です。空を飛ぶ恒温動物の体温が高く、海に住む恒温動物の体温は低い。陸上で生活する人間やマウスの体温はその中間ぐらいです。

この違いから、重力ストレスが大きい恒温動物ほど体温が高いことがわかります。空を飛ぶという行為は重力に逆らうので、より多くのエネルギーを必要とします。人間も、階段を上ったり登山をしたり重力負荷の高い運動をするほど体温が上がり汗をかきます。何が言いたいかというと、重力ストレスに逆らうためには、一定の体温が必要だということです。

体温の低下は免疫力の低下

低体温は、免疫力も低下させるので、病気になりやすくなります。なぜそう言えるのかといえば、体温が高い人ほど、免疫力の指標となるリンパ球数が多いことがわかっているからです。人体の免疫を担う免疫細胞（白血球）のうち、リンパ球は、外部から侵入してきたウイルスや細菌を排除する役割を担っています。

免疫力とは、簡単に言ってしまえば「異物から身を守る」ために体に備わったシステムです。免疫の働きは非常に複雑ですが、ここでは、「平熱が高めの人はリンパ球が多く、免疫力が高い」程度の理解で十分です。

低体温では、細胞修復が難しい

次に、細胞の修復能力と体温の関係をみてみましょう。「ヒートショックプロテイン（ＨＳＰ）」という言葉を聞いたことがありませんか？

ヒートショックプロテインは、ダメージを受けた細胞を修復するたんぱく質で、免疫力を高めたり、代謝を活発にすることでも注目されています。筋トレ後に少し熱めの湯（40～42度）に短時間つかることで筋肉痛をやわらげたり、少し熱めの湯で顔を温めると美肌効果があるといった健康法がうたわれています。

実際の効果についてはコメントを控えますが、ポイントは「熱めの湯」です。熱めの湯を使うのは、ヒートショックプロテインは体温が高くないと生成されないたんぱく質だからです。

一般的には、深部体温（体内部の温度）が38度くらい保たれていると、ヒートショックプロテインがつくられやすいと言われています。深部体温は、私たちがわきの下などで測る体表面の温度より2度ほど高くなります。つまり、平熱が36度以上あれば細胞は修復されやすくなるということです。

平熱が35度台では、ヒートショッ

低体温は不調の根源

低体温

↓

- 活動力の低下
- 免疫力の低下
- 細胞修復能力の低下
- 細胞の遺伝子を修復する酵素が働きにくいので、がんになりやすいクプロテインが生成されないので、細胞の修復能力が低下します。さらに、低体温ではキズついた細胞の遺伝子を修復する酵素が働かないので、がん細胞が発生する確率が上がってしまいます。

がん細胞が好むのは、低体温と酸素不足

体温の話の締めくくりとして、がん細胞と体温の関係をまとめておきましょう。がん細胞は熱に弱く、体温が40度近くになると死んでしまうと言われています。逆に低体温の環境を好み、体温が35度ぐらいに下がったほうが増殖しやすくなります。

これは、がん細胞が解糖系エネルギーを使い増殖することと関係しています。ドイツの生理学者オットー・ハインリッヒ・ワールブルグ（ノーベル生理学・医学賞を受賞）は、１９３０年代に「がん細胞にはミトコンドリアが少なく、解糖

系エネルギーを得て生きている」ことを発見しました。

解糖系は、酸素を使わずにエネルギーをつくりだすエネルギー生成回路でした。高温と酸素を嫌うがん細胞にとって、ストレスにより血流が滞り低体温となった人体は、がん細胞の発生と増殖に適した環境です。そうであれば、がん細胞が好む環境をつくらないことが、キズついた細胞遺伝子の突然変異を避ける条件となるはずです。

がん細胞とブドウ糖

もう一つ、がん細胞が好むものがあります。それは、がん細胞にとって最大の栄養源となる「ブドウ糖」です。最近、週刊誌などで「糖質制限ががん治療に有効である」といった趣旨の健康情報をよく見かけます。

ブドウ糖は糖質から分解されたものだから、糖質が多く含まれる食品を控えて

ブドウ糖の過剰による弊害

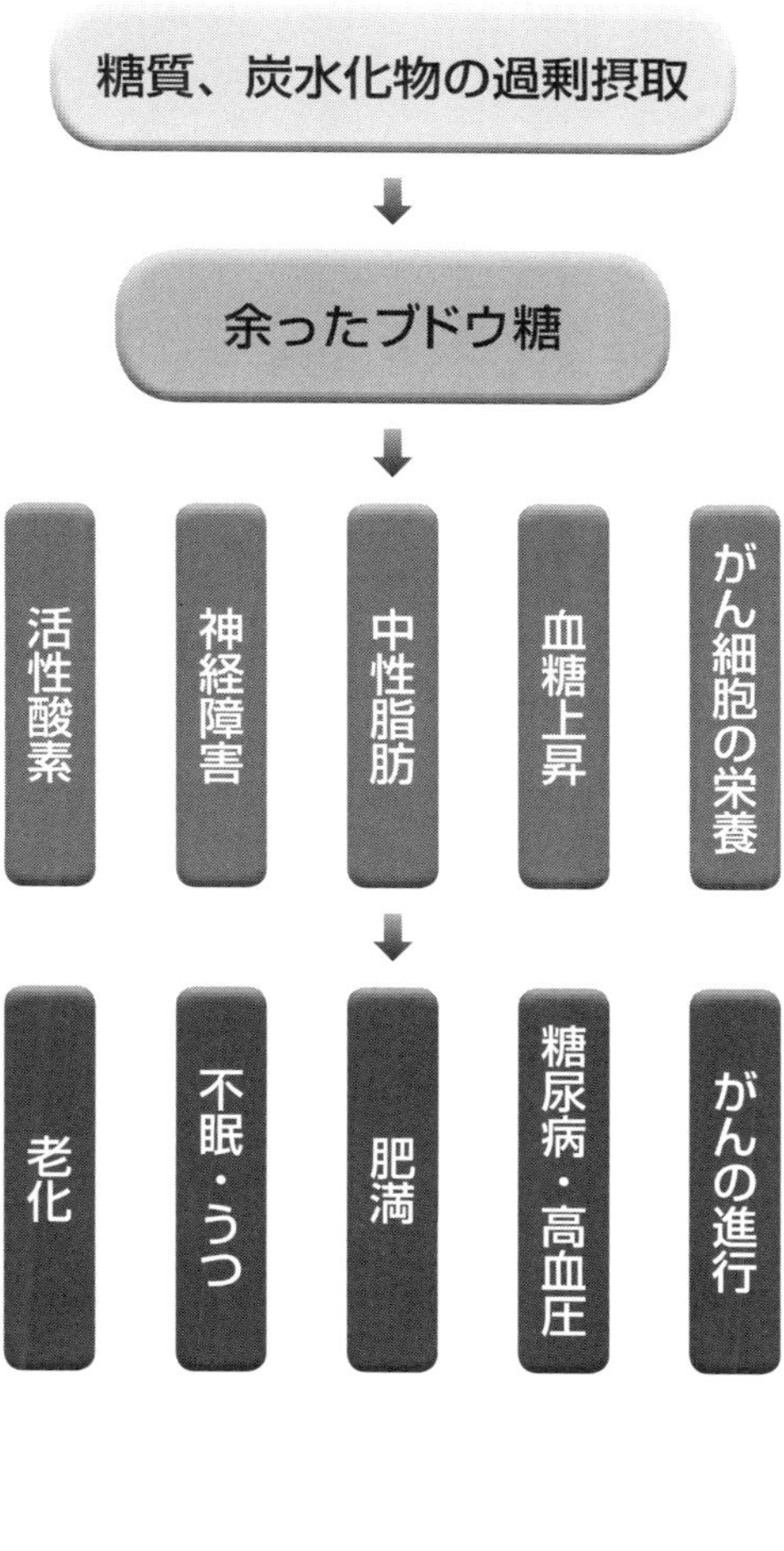

がん細胞に栄養を与えなければ、がんの進行を抑えられるという考え方です。

実際に糖質制限を治療に取り入れて成果が出ているケースもあるようですし、その患者さんに合った方法で行えば期待のできる治療法ではないでしょうか。がんに限らず糖質あるいは炭水化物（糖質＋食物繊維）の摂りすぎは、様々な病気に関連しています。肥満、糖尿病、高血圧といった生活習慣病、活性酸素も増やすので老化にもつながります。

糖質制限はダイエットとしてももてはやされ、マスコミなどから極端な情報が発信されることもあって賛否両論の様相です。しかし、もっと客観的で科学的な研究が進めば、これまでの栄養学に革命をもたらす可能性があると思います。

抗重力姿勢は、美と健康の極意である

ストレスによる血流の滞りがもたらす低体温と酸素不足。これはがんだけでな

く、あらゆる生活習慣病をもたらす元凶です。昔の人は直感的にそのことを知っていて、「冷えは万病のもと」という知恵を私たちに残してくれたのでしょう。

常に体を冷やさないよう、血行を促進させて体を芯から温めれば、気力は充実し、自然治癒力は高まり、細胞は若返っていきます。

「体を温めて健康になる」といった類の健康本は、あまたの数ほど出ています。食事、睡眠、運動、入浴など、具体的なハウツーはご自身に合ったものを見つけてもらえればと思います。

本書でお伝えしてきたことは、自然界の法則にかなった抗重力姿勢（AGP：Anti Gravity Position）こそが、あらゆるストレスを調和的に解消し、生きるためのエネルギーを増大し、疲労しにくく老化しにくい体を手に入れるための極意であるということです。

この極意の習得は、自然と身体の奥深い成り立ちへの共感と、たった一つの「姿勢矯正エクササイズ」を身につけた先にあります。よい姿勢が身につくと、休息時など無意識でも姿勢がシャンとしてきます。実は、この時の姿勢が一番大事で、無意識のうちによい姿勢を保てる習慣を意識して直すことが重要です。

この本との出会いをきっかけに、一人でも多くの方が本物の「美と健康」をご自身の力でつくり出せるとしたら、これほどの喜びはありません。

第5章のPOINT

☑身体のゆがみを取り除くことが、根本治療につながる。

☑老化とがんは、共に「細胞の劣化」により生じる。

☑低体温は、あらゆる生活習慣病の元凶である。

☑抗重力姿勢は、老化しにくい体をつくる極意である。

☑無意識のうちによい姿勢を保てる習慣をつけることが、何より重要。

エピローグ

高齢化と被災地の現状から見えてくる日本人の健康

「ロングフライト血栓症」が増えている

本書を終えるにあたって、もう一つ簡単なエクササイズをご紹介しておこうと思います。というのも、先日新聞を眺めていたら、ある記事に目が止まったからです。

「エコノミークラス症候群　入院中に死亡8件　医療調査事故」（毎日新聞2017年9月4日付）という記事の冒頭を次に引用します。

医療死亡事故を再発防止に生かす医療事故調査制度で、今年3月までに原因調査を終えた330件のうち、入院中にベッドで寝ていたことによる急性肺血栓塞《そく》栓《せん》症（エコノミークラス症候群）が原因のものが8件あったことが、第三者機関「日本医療安全調査機構」のまとめで分かった。

超高齢社会に突入し、寝たきりの患者さんが急増している日本において、このような死亡事故は今後も増えていく可能性が高いと思います。また、２０１１年の東日本大震災や２０１６年の熊本大震災など、ここ数年たびたび起こっている自然災害の被災地でも、避難所生活を強いられた方々のロングフライト血栓症が問題となっています。

ロングフライト血栓症（静脈血栓塞栓症）とは、飛行機のロングフライトなどで長時間座席に座りっぱなしの後、立ち上がって歩き始めた途端に呼吸困難やショック症状を呈し、場合によっては突然死の恐れもある病気です。新聞記事にあるように、この病気は以前「エコノミークラス症候群」と呼ばれていました。しかし、この名称はエコノミークラス以外のビジネスクラスやファーストクラスは安全だという誤解を与えかねず、病気本来の理解が得られにくいことが問題視されました。そこで日本旅行医学会が中心となり「ロングフライト血栓症」への改称提言が行われ、以来広く普及し始めています。

ロングフライト血栓症は、寝たきりや避難所で窮屈な生活を強いられている人だけではなく、健康な人でも突然発症する可能性があります。Ｊリーグの元日本代表・高原直泰さんも２００２年のワールドカップ遠征中に突然発症し、その後はこの病気と闘いながらサッカーを続けていたことは、ご存知の方も多いと思います。トレーニングを積んだ一流のアスリートでも発症してしまうのだから、この病気の原因は単なる運動不足ではないはずです。では、何が原因かといえば、一番の原因は「重力」です。

ロングフライト血栓症（静脈血栓塞栓症）は、肺を含む静脈に血の塊（血栓）ができ、この血栓が何かの拍子で心臓方向に飛んで肺動脈を詰まらせてしまう病気です。

この血栓は、ふくらはぎ(下腿後部)にあるヒラメ筋と呼ばれる深層筋中の静脈で発生しやすいことがわかっています。ふくらはぎは心臓から離れているので、心臓の力だけで血液を循環させることができません。静脈の血流を心臓に戻すためには、ヒラメ筋など下腿筋の収縮による補助が必要で、そのため下腿筋は「第2の心臓」と呼ばれています。ただ、この部分には大変重力負荷がかかりやすく、長時間座ったままでいるとヒラメ筋静脈が膨らみ、そこで血液がよどみ、水分不足や静脈損傷などにより血栓ができてしまいます。

血液が凝固しやすい体質、水分不足、食習慣など、ロングフライト血栓症が発症する要因は他にもあります。被災地で多いということは、車中泊や避難所の不便な環境もさることながら、ストレスの影響も大きいでしょう。いずれにせよ、日本でこの病気が年々増えているということは、見過ごすことができない事実です。誰もが突然発症する可能性を秘めているわけですから、その予防法をぜひ紹介しておきたいのです。

ロングフライト血栓症を予防するには、ウォーキングやふくらはぎのマッサージなどが有効ですが、ここではもっと簡単にふくらはぎの血流を促す方法をご紹介します。重力によりふくらはぎにたまった血液を体中に循環させ、胸を張ることで肺活量も上がり体全体のバランス整う一石二鳥のエクササイズです。

「セカンドハート・エクササイズ」

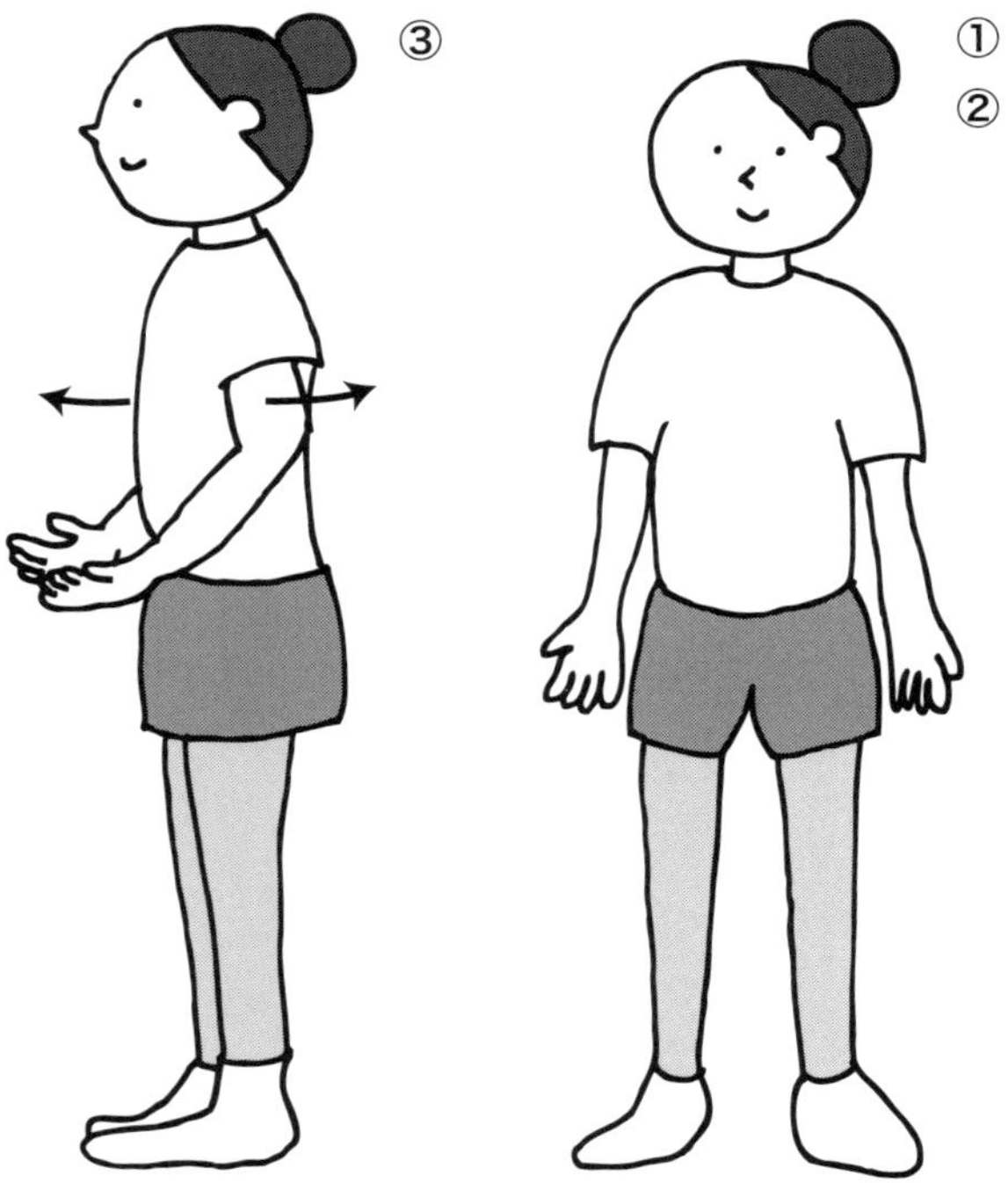

①足を肩幅に開いて立つ。

②手のひらを上に向け、前腕を楽な角度に曲げる。

③肩甲骨を内側に寄せて胸を張る。

※胸は目いっぱい反らした後に、２割程度戻すとちょうどいい。

④

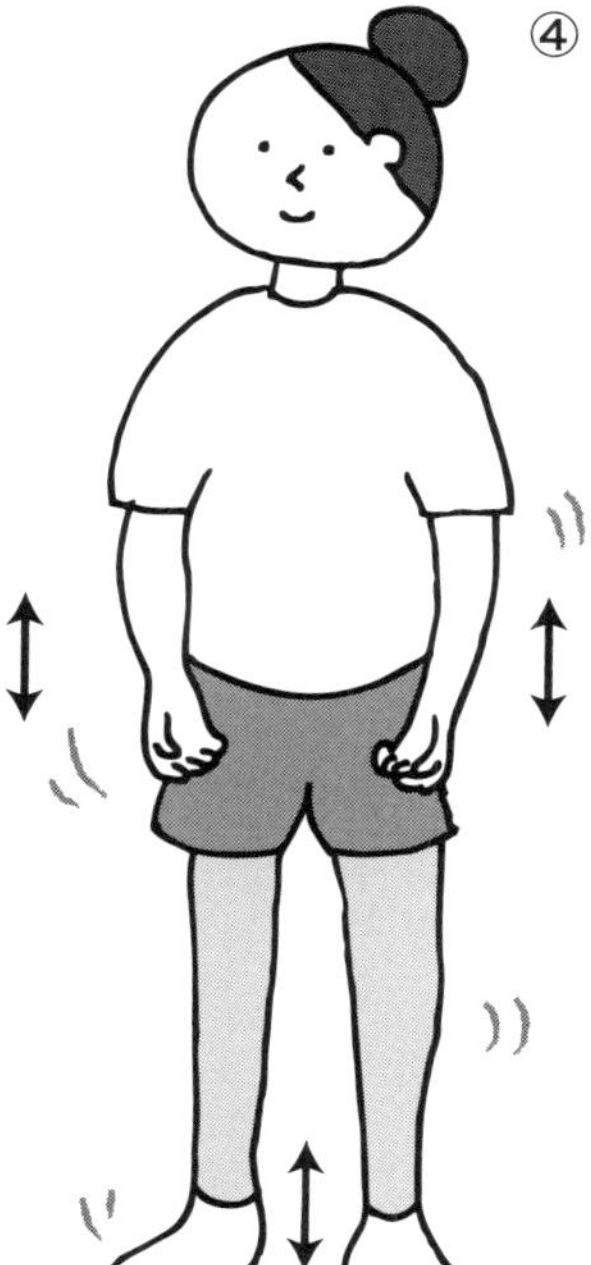

④体の力を抜き、脊柱と下丹田を通る体の軸を意識する。

⑤小刻みにリズミカルに、踝を1～2センチ上下させる運動を1分間ぐらい続ける(上下に体をシェイクする感じです)。
同時に、同じリズムで前腕(肘から先の手)もリズミカルに上下に振る。この運動により、腕の血行も促進されて、肩こりの改善・予防になる。

⑤

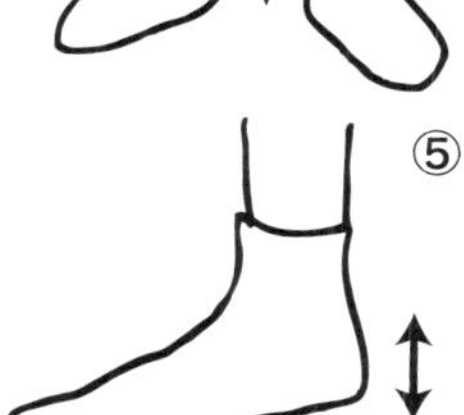

「セカンドハート（第2の心臓）エクササイズ」は、椅子に座ったままでも行うことができます。その場合、上半身は同じ姿勢で、踝と前腕の上下運動をなるべく早く小刻みに行います。ふくらはぎと前腕は、いわば第2の心臓。この部分を同時に上下運動することで、体全体の血行が促されます。試しに1分間その場でやってみてください。体がどんどん温かくなっていくのを実感できます。

座って行う場合は膝から下を動かすので、一見すると「貧乏ゆすり」のように見えてしまいます。周りに人がいる場所では、一声かけたほうがいいですね。

逆に言えば、「貧乏ゆすり」も体の欲求に正直な行為であるのかもしれません。例えば、あなたのお子さんが「貧乏ゆすり」をしていたら、一言注意する前に、なぜこのような体の動かし方をするのか考えてみてほしいですね。

「姿勢学」を未来に伝える

　さて、このエクササイズは「ロングフライト血栓症」の予防だけにはとどまりません。「重力ストレスを考慮して血流を促していく」ということがこのエクササイズの本質ですから、重力の影響を受けるすべての人に有用な運動だと思っています。

　私たちの身体は、地球上で生活するために最適な形で設計されています。だから、その形に逆らわないのが「よい姿勢」であり、よい姿勢が「美と健康」を備えた生き方、つまり満足感に満ちた生活を生み出します。

　私たちの祖先は、様々な教訓を後世に残してくれました。「冷えは万病のもと」というのもその一つです。現代を生きる私たちは、それらの教えを学びつつ、科学的根拠に基づいた新たな「姿勢学」を、未来を生きる子供たちに残していくべきではないでしょうか？

著者紹介

岩井光龍（いわい・こうりゅう）

愛和整骨院鍼灸マッサージ院・整体院グループ代表
鍼灸師、按摩マッサージ指圧師、柔道整復師
愛知県生まれ。1989年以降、東洋医学・西洋医学・古流整体術・カイロプラクティック・オステオパシー・アユルベーダ・チベット医学など古今東西の治療理論と実践研究、そして延べ30万人以上に及ぶ臨床データをもとに独自の「AMS療法（メソッド）」を考案する。プロスポーツ選手・芸能関係者・政財界との交流も持ち、その取組みは多くのメディアに取り上げられている。

監修者紹介

中島旻保（なかしま・ふみやす）

米国連邦政府公認ドクターオブカイロプラクティック（D.C.）
中島カイロプラクティックセンター院長
ゲノムドクター認証医学会資格
富山県生まれ。米国アイオワ州パーマーカイロプラクティック（医科系）大学卒業。その間、解剖学・神経学などの基礎医学をはじめ、小児科学・産婦人科学、その他心 理学など幅広く習得。さらに卒業後教育にて、臨床診断学・X線学を専攻、独自の自然医療を確立・実施する。その医療技術と人柄から、元内閣総理大臣・中曽根康弘氏のホームドクターを務めるなど、政財界、芸能界、スポーツ界をはじめ医師などからも絶大な信頼を得ている。診療の傍ら講演、雑誌や医学誌への執筆など幅広く活躍中。
日本カイロプラクティック評議会会員。日本統合医療学会代議員。

1分《ぷん》で姿勢《しせい》がよくなる！　〈検印省略〉

2019年　2　月　1　日　第　1　刷発行

著　者――岩井　光龍（いわい・こうりゅう）
監修者――中島　旻保（なかしま・ふみやす）
発行者――佐藤　和夫

発行所――株式会社あさ出版

〒171-0022　東京都豊島区南池袋 2-9-9 第一池袋ホワイトビル 6F
電　話　03（3983）3225（販売）
　　　　03（3983）3227（編集）
F A X　03（3983）3226
U R L　http://www.asa21.com/
E-mail　info@asa21.com
振　替　00160-1-720619

印刷・製本（株）光邦

facebook　http://www.facebook.com/asapublishing
twitter　http://twitter.com/asapublishing

ISBN978-4-86667-123-9 C2077